만성 정신질환자의
희망체험에 대한 이해

만성 정신질환자의
희망체험에 대한 이해

고 문 희 著

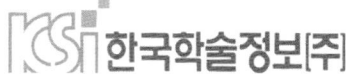

한국학술정보(주)

책 머리에

"희망이란 본래 있다고도 할 수 없고 없다고도 할 수 없다. 그것은 땅위의 길과 같다. 본래 땅 위에는 길이 없었다. 걸어가는 사람이 많아지면 그것이 곧 길이 되는 것이다(루쉰)."정신질환을 가지고 살아간다는 것은 길 없는 덤불숲을 가는 것과 같다. 그러나 길이 없어 보이는 그들의 삶의 여정이 하나의 길인 것을 인식한다면 덤불숲에도 길이 보이게 되고 그 숲을 걸어가야 하는 사람들의 발걸음은 한결 편안해질 것이다. 이 책의 목적은 절망의 늪 깊숙이 은폐되어 있는 정신질환자들의 희망 체험을 생생하게 드러내어 함께 체험함으로서 덤불숲에 길이 만들어지듯 희망의 길을 열어가고자 하는 것이다.

정신질환을 앓으며 살아간다는 것은 복합적 상실의 상태이며 실존적 곤경이다. 정신질환은 사람들의 기존의 삶의 방식을 포기하도록 위협하며 존재의 터전 밖으로 밀어내려는 강한 힘이기 때문이다. 이러한 곤경을 견뎌내고 병으로부터 회복되기 위하여 희망의 체험은 필수적이며 환자들의 희망을 불러일으키는데 치료자의 역할은 매우 중요하다. 정신질환으로부터 회복된 환자와 가족들의 수기에서 희망의 치유적 역할이 절실하게 그려져 있다. 특히 희망의 회복 운동을 하고 있는 Lovejoy는 자전적 에세이에서 가장 절망하게 하는 것은 의료진의 희망없어 하는 태도라고 하며 희망촉진자로서 치료진의 역할을 성찰하게 하고 있다. 많은 문헌에서 정신질환의 회복을 위해 희망의 중요성을 역설하고 있으나 실제 이

부분의 연구는 매우 부족한 상황이다. 오히려 많은 정신질환자의 연구가 낙인이나 절망 등에 초점을 두고 있고 희망은 하나의 선언적인 가념 수준에 머물러 있는 형편이다. 더욱이 희망은 개인적인 의식현상으로 많은 연구에도 불구하고 명확하게 규명되지 못하였고 정신질환자들의 희망체험은 별로 알려지지 않았다.

이 책은 나의 삶의 경험으로부터 시작되었다. 나의 삶이 무척 버겁고 힘든 과제로 여겨지고 있을 때, 다가온 질문은 "나는 무엇으로 사는가?" 하는 것이었다. 이에 대하여 어렴풋이 떠오른 해답은 "그것은 희망이다. 그렇다면 나의 희망은 과연 무엇인가?" 하는 자문자답을 하며 정신질환자들의 희망을 생각하게 되었다. 그것은 모든 삶 중에서도 가장 힘든 삶- 희망이 없어 보이는 여정을 살아가고 있는 만성 정신질환자들의 삶이 떠올랐기 때문이다. 무기력한 표정으로 병원복도를 일없이 왔다 갔다 하던 많은 환자들을 바라보고 있을 때, 무엇보다 청소년기 첫 발병으로 만났던 환자를 만성화된 중년의 모습으로 조우하였을 때, 가슴을 누르던 절망감이 떠올랐기 때문이다.

연구의 방법은 체험의 의미를 이해하고, 본질에 심층적으로 접근할 수 있도록 현상학적 방법을 사용하였다. 현상학적 방법은 일상을 살아가는 사람들의 체험을 젖어 있는 관념이나 습관을 걷어내고 그 본질을 들여다 볼 수 있게 하는 방법으로 덤불숲에 숨어 있는 길과 같은 희망의 체험을 탐구하는 데는 매우 좋은 길잡이다. 특히 Van Manen의 해석학적 현상학적 접근은 체험의 원천으로서 대상자의 직접적인 체험 외에도 예술·문학 작품, 속담이나 관용구 등 다양한 자료를 받아들이기 때문에 오랜 인류의 역사 속에 수많은 이야기가 농축되어 있는 정신질환자의 체험구조를 밝히는 데 더욱 적합한 방법이다.

연구에 포함된 자료는 정신질환자의 세계를 표현한 소설과 영화, 환자의 수필이나 시 등 작품과 회복된 환자의 수기, 유명화가의 그림 등에 나타난 희망의 주제, 그리고 현재 외래나 낮 병원을 다니며 병을 관리하고 있는 만성 정신질환자의 면담을 통해 얻은 생생한 체험 자료이다.

이 책을 만들어 가는 과정을 통해 참여자들의 삶에 깊숙이 들어갈수 있었고, 은폐되어 있는 정신질환자의 희망체험의 본질을 만날 수 있었다. 이들은 병이 심한 혼란기에도 회복을 향하여 끊임없이 노력하며 희망을 유지하고 있었고 함께 희망을 발견하고 키워갈 누군가의 도움이 절실히 필요하다는 것을 알 수 있었다. 이들의 고통을 살아내는 눈물겨운 모습은 "그들의 고통을 깊이 알면 알수록 사랑하지 않을 수 없다"는 것을 절감하게 하였다.

이 책은 원래 2003년 서울대학교 대학원 간호학 박사논문을 단행본으로 재구성한 것이다. 논문의 마지막 교정을 마치기까지, 방대한 이야기 자료를 엮어 내는 데 역량의 부족을 느끼며, "과연 마무리 할 수 있을까?" 하는 불안감을 떨칠 수 없었다. 그런데 이제 한권의 단행본으로 나오게 된다니 더욱 기쁘고 마음이 놓인다. 연구 참여자에게 돌려주어야 할 당연한 보답은 그들의 이야기가 읽혀질 수 있도록 글이 되어 나오는 것이기 때문이다. 이 논문이 한권의 책으로 다시 태어나 우리나라 만성 정신질환자들의 이야기가 일반인에게드 쉽게 다가갈 수 있도록 도와주신 한국학술정보(주)의 채종준 사장님과 황명현 팀장님께 감사하며, 이 책이 많은 정신장애인과 가족들, 그리고 간호사와 다른 치료진들이 손에 손을 잡고 희망의 글을 열어가는 모티브가 되기 바란다.

무엇보다 오랜 시간 가슴속 깊은 곳에 쌓여진 아픔들을 마음을 열어 보여준 연구 참여자들께 감사드리며 고통을 이겨내는 그들의 삶에 존경을 보낸다.

2004년 9월

고 문 희

목 차

Ⅰ. 서 론

Ⅱ. 문헌고찰

Ⅲ. 연구의 방법

Ⅳ. 연구의 과정

Ⅴ. 연구의 결과:
만성 정신질환자의 희망의 본질적 주제

Ⅵ. 논 의　209

Ⅶ. 결 론 및 제 언　219

Ⅰ. 서 론

1. 연구의 필요성

과학 문명의 발전이 건강과 관련된 많은 난제를 극복해가고 있는 현대에도, 정신질환은 여전히 인류의 건강과 행복을 위협하는 어려운 과제로서, 세계적으로 정신장애로 인한 사회적 경제적 비용과 질병부담률은 계속 증가하고 있다(WHO 2001). 이에 따라, 정신질환에 대한 수많은 연구가 다각적인 관점에서 이루어져 왔는데, 과학이 발전될수록 생물학적 의학적 모델이 압도적인 위치를 더욱 굳혀가고 있다. 그러나 탁월한 항우울제의 발견에도 불구하고 자살률은 계속 증가하고 있는데(Beck,1996), 정신분열병환자의 경우 10%는 자살로 생을 마감하는 것으로 알려져 있다(김철원과 변원탄, 1995; Meltzer, 2002; Mortensen & Juel, 1993; Siris, 2001). 이는 정신질환자의 회복을 위한 생물학적 의학적 접근에는 한계가 있음을 보여주는 것이며, 따라서 정신질환은 인간에 대한 전체적인 이해와 변화와 성장가능성에 대한 믿음을 바탕으로 상처의 치유와 악순환의 리듬을 변환시킬 때 극복될 수 있음을 시사한다고 하겠다.

Erickson, Paige & Post(1975)는 "희망은 적응적 행동과 긍정적 정서로서, 정신질환은 희망이 없다는 것과 연관되며, 따라서 정신질환의 치유는 희망의 회복으로 이해될 수 있다"고 하였다. Menninger(1959)는 "소위 희망이 없는 케이스가 회복되는 것을 보았는데, 이는 굽힐 줄 모르는 부모의 희망이 회복의 요인이었다."고 하였다. 또한, 정신질환을 극복한 많은 사례들을 연구한 **Hartfield & Lefley(1993)**도 환자들의 마음에 사무치는 진술에는 희망이 연관되어 있음을 확인하였다. 이와 같이 정신질환의 회복에 있어서 환자와 가족의 희망이 필수적인 요소라는 것은 회복된 환자들과 많은 전문가들이 강조하고 있다. (Adams, 1998; Ahern & Fisher, 2001; Ansbacher, 1981; Anthony,1993; Anthony & Liberman, 1986: Kirkpatrick,등 1995 Jacobson & Curtis, 1999; Lovejoy, 1982; Turner-Crowson & Wallcraft, 2002)

또한, Starck(1993)는 환자에게 희망을 확신시킬 수 있도록 하는 의료인의 역할을 강조하였고, **Czuchta & Johnson, (1998), Pieranuzit (1997) Russinova (1999)** 등은 정신질환자의 회복을 돕기 위해 환자의 주관적 경험에 참여하고, 희망을 촉진하는 간호사의 능력을 강조하였다. 한편, 정신질환으로부터 회복된 Lovejoy(1984)는 정신과 의사의 희망 없는 태도가 그들의 직업과 동료들, 나아가서 환자들에게 침투된다고 회고한 바 있다.

Landeen, Pawlick, Woodside, Kirkpatrick, & Byrne. (2000)은 지역사회 프로그램에 참여하는 정신질환자와 치료자를 대상한 연구에서, 희망유지의 가장 강력한 예측인자로서 주관적 삶의 만족도를 규명하였으며, 증상의 심각도, 질병기간 등, 전통적으로 인정되었던 변수들은 상관관계가 없음을 확인하였고, 또한 환자들의 희망정도가 치료자보다 높다는 사실을 보고하였다. 연구자들은 연구결과-패러독스를 어떻게 설명해야 하는가? 라고 놀라워하면서, 환자들의 희망을 고취시키기 위해서는 진실로 그들의 이야기를 경청하여 그들에게 의미 있는 것이 무엇인지에 대하여 이해해야 한다고 주장하였다.

정신질환의 경험에 대한 환자들의 자가보고(Gallo, 1994; Lally,

1989; Leete, 1987, 89)와 체험연구(Czuchta, & Johnson, 1998; Estroff, 1989; Johnson,1998; Moore, 1997; Vellenga & Christenson, 1994; Walton, 2001)는 낙인, 악성 소외, 정신적 아픔, 한계성의 삶, 복합적 상실, 만성적 슬픔 등으로 표현되는 정신질환을 가지고 살아가야 하는 사람의 고투를 잘 보여주고 있다. 이런 가운데 Abott, (1993), Davidson (1992), Strauss (1995), Karp (1995), Steen (1996) 등의 연구는 정신질환자들의 삶의 궤적에서 희망으로 향하는 전환점을 발견한 매우 의미 있는 결과를 제시하고 있다. 중증의 정신질환자들도 시간이 경과하면서 잘못된 자아에 대한 지각을 바로잡고 질병의 의미를 변화시키려 하며, 통제감의 상실로 인한 고통의 단계에서 적극적인 투병의 단계로 이행되는 전환기를 경험한다는 것이다. 즉, 심한 정신질환의 고통으로부터 회복되는 과정에는 결정적인 '정체감의 전환점'으로 특징화되는 분명한 전환점을 발견한 것이다. Deegan(1988)도 자전적 에세이에서 이러한 전환점의 경험을 "암울함, 분노, 위축, 절망의 긴 터널 속에서 문득 섬광처럼 비치는 한줄기 빛을 보았다. 그것은 조그만 변화가능성에 대한 인식, 곧 희망이었다."라고 기술하였다.

이와 같이 정신질환자의 희망은 복잡한 삶의 궤적 속에 암호처럼 존재하고 있지만, 오랜 동안 세상에 축적되어 온 가치에 가려져 은폐되어 있다. 따라서 이를 드러내어 밝히고 해석하려는 의도적인 노력이 없다면, 희망은 어둠속에 망각된 채 빛을 보지 못하게 된다. 더욱이 희망은 타인에 의해 지각되는 희망의 신호를 감지함으로서 시작되므로(Adams, 1998), 정신질환자의 희망을 드러내어 밝히려는 치료자의 노력은 환자들의 회복과 복지를 증진시키는 총체적 접근의 핵심이 되는 것이다(McCann, 2001).

일찍이, 희망은 인간 생명의 근원과 존재의 조건으로 철학, 종교,

문학, 심리학 등 여러 학문분야에서 활발히 논의되었고, 특히 간호
학에서는 질병에 대한 심리적 신체적 방어를 강화시키는 치유적 속
성과 절망적인 곤경을 견뎌내는 초월적인 특성들로 인하여 암이나
AIDS 등 극한적인 상황에 있는 환자를 대상으로 하는 연구가 풍성
하게 발표되었다. 그럼에도 불구하고 희망의 개념은 명백하게 정의
되지 못하였고 학자들에 따라 모순되는 기술을 보이기도 한다
(Kylma & Vehvlainen-Julikunen 1997). 더욱이 정신질환자의 희망
은 회복의 핵심적 정서로서 그 중요성이 강조되고 있지만, 지금까
지 이루어진 연구들은 선언적이거나 주변적인 내용에 머무르고 있
으며, 이에 대하여 이론적으로 연구된 문헌은 매우 부족한 실정이
다(Byrne, Kirkpatrick, Pawlick, 1994). 오히려 정신질환자의 경험
과 병의 경과에 대한 연구들은 희망보다는 좌절, 절망, 자살에 초점
을 두고 있다(Farren, Herth, & Popovisch, 1995).

정신질환자의 희망과 관련된 기존의 연구를 살펴보면, 희망을 입
원 및 정신사회적 치료와 약물치료 등의 결과변수로 측정한 연구
(Holdcraft & Williamson 1991, Litrel, Herth, & Hinte 1996), 정신
과 간호사와 직원, 환자로부터 정신질환자의 희망촉진전략 도출한
연구(Kirkpatrick 등 1995, 2001; McCann 2002), 정신질환자 가족
의 지지모임에 참여한 경험에 대한 현상학적 연구(Hammond &
Deans 1997), 등 소수에 국한된다.

우리나라에서도 희망의 간호학적 의미에 대한 관심이 최근 들어
증가되고 있으며, 주로 수술과 말기암처럼 극한상황에서의 희망의
본질에 대한 연구(김달숙, 1992; 태영숙, 1995; 김이순, 1997; 송
미순 이은옥, 박영숙, 하양숙, 심영숙 및 유수정, 2000)가 이루어
졌다 정신질환자를 대상으로 한 연구로는, 의미요법의 희망증진

효과를 측정한 연구(이정지, 1995)와 정신질환자 희망의 영향 요인분석(홍정아, 2001)이 있는데, 이들은 모두 양적 연구이다.

그러나 희망은 인식되고 해석되어야 비로소 존재하게 되는 주관적이고 개인적인 체험으로 질적 연구의 필요성이 강하게 제기되고 있다. Hall,1995; (Kylma & Vehvlainen-Julikunen, 1997; Kylma, Vehvlainen-Julikunen, & Lahdevirta 2001; Olson 2002; Yates, 1993). 특히 정신질환자의 경우, 은폐되기 쉬운 체험세계의 특징으로 인하여, 그들의 세계에 직접 들어가 질병과정에 체험하는 희망을 밝혀내고 이를 이해하려는 적극적인 탐구노력이 절실하게 요구된다고 하겠다.

정신간호사의 핵심적인 역할은 환자에게 희망을 불러일으키는 것이다. 그러나 환자들이 체험하는 희망의 본질을 이해하지 못한다면 그것은 가능한 일이 아니다.

이에, 본 저자는 정신질환자의 삶의 궤적 속에 존재하는 독특한 개인의 의식현상인 희망 체험의 구조를 드러내 보이기 위하여, Van Manen의 현상학적 연구 방법을 통하여 정신질환자의 체험을 탐구하고자 한다. 이렇게 희망의 체험을 밝혀냄으로서, 치료자는 물론 대상자들이 자신의 삶 속에 존재하는 희망을 인식하고 키워갈 수 있도록 돕고자 하며, 나아가 희망을 고취하는 간호를 실천하는데 기여하고자 한다.

2. 연구의 목적

이 책의 연구목적은 만성정신질환자가 체험하는 희망의 본질을 Van Manen이 제시한 현상학적 접근으로 밝히는 것이다.

다시 말하면, 환자들은 정신질환을 앓으며 살아가는 과정에서 어떻게 희망을 체험하는가?, 그들이 체험하는 희망의 본질은 무엇인가? 하는 질문들에 대한 해답을 현상학적 해석학적 스토리로 엮어 내는 것이다.

Ⅱ. 문헌고찰

1. 희 망

희망과 관한 문헌은 희망의 개념, 희망의 원천과 치유적 속성, 측정도구 개발, 희망증진전략의 범주를 다루고 있는데, 여기에서는 희망의 개념, 희망의 치유적 속성과 희망 증진 전략, 정신질환자의 희망으로 나누어 고찰하고자 한다.

1) 희망의 개념

희망은 인간의 삶과 분리해서 생각할 수 없는 근본적인 의의를 갖는 한편, 신비스런 특징으로 인하여 지금까지 여러 학문분야에서 인간의 삶에서 희망이 갖는 의미, 그 본질과 속성, 영향요인 등을 밝히기 위한 연구가 계속되고 있다.

사전적 정의로는 앞일에 대하여 그렇게 되었으면 하는 바램, 또는 그러한 소원, 미래에 대한 가망, 회원, 기원을 의미하며(새 우리말 큰사전. 1981), 영어로 Hope는 명사로서 원하는 것이 이루어 질 듯한 느낌, 희망하는 것(대상), 희망을 주거나 희망을 유지하게 하는 사물이나 사람, 기대하는 무엇이나 약속의 근거 등이며, 동사로서는 성취의 기대를 가지고 바라다, 달성의 기대를 가지고 그리워하다, 욕구를 가지고 기대하다 등의 의미로 쓰이고 있다(Webster. 1965).

그리스 로마 신화에서는 희망이 온갖 추악함, 질병, 고통 등이

들어있는 판도라의 상자 가장 밑바닥에 남아 있던 신의 선물로 고통 받는 인간을 구원할 수 있는 최종적인 그 무엇으로 그려지고 있어 희망의 근원적인 특성과 초월성을 이해할 수 있는데, 희망의 이러한 측면은 신학과 철학의 주제가 되고 있다.

실존주의 철학자 마르셀은 인간은 손에 손을 잡고 완전 존재로 가는 여정에 있는, 자기의 발달수준을 향상시키려는 끝없는 가능성을 향하는 존재로 파악하는데, 여정 중에 있다는 것은 기대를 가지고 앞으로 나가는 희망을 의미한다(판 스트랄렌 1966/1994). 희망의 앞에는 시련이 있기 마련인데, 희망은 우선 총체적인 자신의 한 부분으로서 시련을 수용하고, 창조적인 과정의 내적 작업을 통해 전환시키는 것이다. 희망한다는 것은 합리적인 이유나 가능성의 계산을 넘어서는 것이며, 희망을 가진 인간은 인내와 용기를 가지고 시련을 견디고 자기를 초월할 수 있다. 질병 등 시련의 본질은 속박된 상태이며, 우리의 삶은 아주 정상적인 것으로 보일 때조차, 언제나 참고 인내하도록 소명된, 온갖 종류의 속박상태에 있다고 볼 수 있다. 따라서 희망은 속박상태로부터 해방되는 자유와 긴밀하게 연결된다(Marcel,1951/1978). 이러한 희망의 근원적 의미와 초월성은 Frankle(1963)이 「유태인 포로수용소의 체험」을 통해 생생히 조명하고 있는데 그는 죽음의 공포, 온갖 고통, 추악한 죄악의 절망적인 현실 속에서 살아남을 수 있었던 이유를 희망으로 기술하고 있다. 즉, 인간이 실제의 삶에서 극단적인 고통과 죽음의 문제에 직면하게 되면 개인적 의미를 찾으려는 시도를 하는데, 의미를 발견하는 것은 희망을 구하는 노력이며 자아를 초월하여 실존에 도달하는 과정이라는 것이다. 또한 Frankle(1963)이 찾아낸 의미의 핵심에는 사랑이 함축되어 있는데, 이는 Marcel(1951/1978)이 상호적인 사랑은 자기를 변화시키기에 충분하며, 희망은 언제나 친교와 연관되어 있다고 한 주장과 같은 맥락이다. Fromm(1968/1970)은 희망을 갖는다는 것은 하나의 존재상태 (a state of being)라고 규정하며, 희망을 생명의 구조와 인간정신의 원동력이 되는 본질적인 요소라고 하였다. 또한 희망의 초월성은 역동성과 역설적인 특성으로 이해될 수 있다. 희망은 절망의 반대의 개념으로 볼 수도 있지만, 절망의 유혹이 없이는 존재하지 않으며(Marcel, 1951/1978), 개인적인 모든 자원이 고갈되었을 때 시작되기 때문이다(Vaillot, 1970). Parse(1990)도 "희망은 변형의 가능성과 제한성을 상상하는 것"이라고 하였는데, 기독교 신학의 핵심인 종말론은 이러한 희망의 초월성과 역설적인 변증법적 구조를 보여주는 전형이라고 할 수 있다. 기독교의 종말론은 하느님의 약속, 즉 부활이라는 미래에 대한 진술로 이루어지는데, 부활의 희망은 인간으로 하여금 사랑 가운데서 충만하게 살게 하고 죽음으로 가는 길을 전적으로 긍정하게 한다. 따라서 기독교 신앙은 본질적으로 부활신앙이요, 곧 희망이라고 보며(Moltman, 1969/1985), 우주적 차원에서 부활이 아직 나타나지 않는 한 부활신앙은 계속해서 희망으로 남게 된다(오세정, 2000). 이와 같이, 희망은 본질적으로 미래지향적 시간성을 지닌다. Bloch(1949/1995)는 '왜 인간에게 희망이 있는가?'라는 질문에 대하여 인간의 존재자체는 불완전하고 또 완전을 향해 노력하기 때문에 거기에 과정이라는 것이 있고, 또 과정 안에서 '아직 아님'의 존재가 새 존재로 전환되며, 따라서 인간에게 아직 아님의 의식이 형성되고 이로 인해서 희망이라는 것이 있게 된다고 주장한다. 즉, 그는 희망을 미래의 가능성을 관조하는 하나의 과정으로 제시하는 것이다. Marcel(1951/1978)은 희망은 재결합(reunion), 회상(recollection) 그리고 조화(reconciliation)를 향하게 하고, 그것은 "미래에 대한 추억

(memory of future)"으로 불릴 수 있다고 하면서, 희망의 시간성을 "이전처럼, 그러나 다르게, 그리고 이전보다 낫게"라는 간결한 어귀로 표현하고 있다. 이러한 시간의 인식에는 현재의 곤경을 떨치고 과거로 돌아가 과거와 만나면서도 미래로 지향하고 미래를 통합시키려는 의식이 함축되어 있다.

Fitzgerald(1979)는 희망을 구체적 희망과 근본적인 희망으로 구분하고 이 중 근본적인 희망은 인간의 삶에 궁극적인 의미를 제공하고 우주의 가능성을 펼치며, 사랑, 희망, 의미의 추구는 인간적 자기초월의 패러다임이라고 하였다.

이와 같이 초기의 문헌들은 주로 희망의 근원적인 의미와 초월성에 초점을 두고 있는데 비하여, 점차 희망의 다차원적이고 과정적인 특징을 규명하는 연구가 이루어져 왔다.

Dufault & Martochio(1985)는 암환자를 대상으로 2년간 참여관찰, 심층면담 등 질적 방법으로 접근하여 수집한 자료와 임상자료의 분석을 통하여 희망을 두 영역과 여섯 차원으로 개념화하여 희망의 다차원적 속성을 확인하였다. 이들이 규명한 희망의 두 영역은 일반적인 희망과 구체적 희망으로 구분되는 데, 구체적 영역에는 현 상태의 향상, 바람직하지 않은 상황이 발생하지 않는 것 등 구체적인 결과와 관련된 사항이 포함되며, 일반적인 영역에는 구체적 희망이 심각하게 위협당할 때, 또는 심한 불확실성으로 구체적 희망을 생각하기 어려울 때 막연하게 떠오르는 기대가 포함된다. 한편, 희망의 여섯 차원은 느낌과 관련된 감정적 차원, 현실적 정보를 지각하고 판단하는 인지적 차원, 희망을 성취하고자 하는 행동적 차원, 상호성·애착·소속감등과 관련된 관계적 차원, 희망의 시간적 경험에 초점을 두는 시간적 차원, 현재의 삶의 맥락과 관련된 상황적 차원으로 구분하였다.

Farren, Herth & Popovish(1995)는 철학, 사회 심리학 등의 광범위한 문헌과, 임상연구 등을 통하여 희망의 과정을 다음의 4가지 영역으로 규명하였다. 첫째, 상황을 변화시킬 수 없는 잠재적 절망의 상태와 연관된 경험적 과정, 둘째, 신앙에 기초한 영적·초월적 과정, 셋째, 현실과 지상에 근거한 희망의 마음인 합리적 사고과정, 넷째, 인간관계에 의해 고취되는 관계적 과정이 그것이다.

한편, 희망의 범위에 대한 학자들의 견해는 다양한데, Fromm (1968/1970)은 욕구(desire)나 소망(wish)을 희망이라고 볼 수 없다고 하였고, Vaillot(1970)도 욕구는 소유하려는 욕망으로 희망과 다르며, 낙관주의는 표면적인 곳으로부터 나오는 반면, 희망은 존재의 깊은 곳에서부터 나온다고 하였다. 한편, Stephenson(1991)은 희망의 개념분석을 통해 희망과 소망은 매우 유사하며 소망은 희망의 일부라고 정의하였다. Kylma, Vehvlainen-Julikunen, & Lahdevirta(2001)은 소망과 낙관은 희망에 근접하지만, 소망은 구체적인 목표가 이루어지기를 바라는 것이고 낙관은 긍정적 태도 혹은 고통스런 현실을 부정하는 것이라고 그 의미를 구분하였다. 이러한 다양한 견해는 Miller(1992)가 제시한 희망의 세 수준으로 종합될 수 있다. 즉, 제1수준은 기본적인 물질적 만족과 피상적인 소망을 포괄하는 가장 기초적인 수준의 희망이며, 제2수준의 희망에는 인간관계나 자기발전 등이 포함되는데, 이 수준의 희망이 좌절되면 불안을 경험하게 된다. 한편 제3수준의 희망은 고통과 시련의 상태에서 나타난다. 즉 고통 속에서 깊은 절망과 체념을 경험하게 되고 편안해 지기까지 모든 정신에너지가 소모되는데, 이러한 과정을 통하여 비로소 갖게 되는 희망이 참된 의미의 희망인 것이다.

암이나 AIDS 진단을 받는다는 것은 인간의 존재를 위협하는 극단적인 곤경상태로서, 이 환자들의 희망은 특히 연구의 초점이 되고 있다. Hall(1990)은 말기환자가 희망을 갖는다는 것의 의미를 말기 진단에도 불구하고 미래의 삶을 갖는 것, 새로워진 삶의 멋과 열정을 갖는 것, 이전에는 두드러지지 않았던 살아가야 할 의미를 발견하는 것, 살아남을 수 있는 전문적 치료나 대체 치료를 발견하는 것으로 규명하였다. Kylma, Vehvlainen-Julikunen, & Lahdevirta(2001)은 에이즈 환자의 희망의 역동을 '다루어 감의 과정'으로, 그 내용을 '삶을 재구성하는 것'과 '새로운 관점으로 세상을 보는 것'으로 규명하였다. 송미순 등 (2000)도 항암요법을 받는 환자의 희망개념을 조사하였는데, Dufault& Martochio(1985)가 제시한 6개 차원의 개념을 확인하였다. Nowotny(1988)도 암환자의 희망을 제시하였는데, 현실에 대한 적응과 통제가 가능한 것, 누군가에게 도움을 구할 수 있는 미래에 대한 기대, 내면으로부터의 희망 등, 6범주로 요약할 수 있다. Yates(1993)는 "나는 아무 것도 희망하는 것이 없다. 다만 희망할 뿐이다."라는 말기환자의 희망체험에 대한 설명을 구하면서 희망의 초월성과 희망경험의 주관적 특성을 강조하고 있다. 이렇게 극단적인 상황에서의 희망의 핵심적인 주제는 새로운 의미로 삶을 재구성하는 것임을 알 수 있다.

Herth(1990)는 연구대상자의 성장발달단계에 따른 희망의 다양함을 제시하였는데, 청소년과 건강한 성인에게는 개인적인 미래가 존재함을 믿는 것이며, 생명의 위협을 받는 환자나 노인에게는 현실을 초월하는 긍정적인 기대를 갖는 것이라고 하였다. 한편, Hinds(1984)가 청소년을 대상으로 근거이론을 통하여 확인한 희망의 범주는 ① 의도적으로 좀 더 긍정적인 관점에서 생각해 보려는 것, ② 자신에 대한 이차적인 변화가 있을 것이라고 믿는 것, ③ 특별한 미래의 방향이 없음에도 불구하고 미래에 대한 긍정적 기대를 갖는 것, 그리고 ④ 특별하고 긍정적인 개인의 장래를 믿는 것 등이었다.

Morse & Doberneck(1995)은 희망의 영향요인은 많이 밝혀져 있지만 희망하는 과정의 경험은 충분히 이해되지 못했다고 하면서, 각기 다른 상황에 처한 4집단의 희망과정을 질적 연구로 규명한 바 있다. 그는 희망의 전개 과정을 ① 곤경에 대한 현실적인 초기 사정, ② 목표설정과 대체방안 구상, ③ 부정적인 결과에 대한 대비함, ④ 개인적 자원과 주변 상황에 대한 현실적 사정 ⑤ 상호지지적 관계를 추구함, ⑥ 목적을 바르게 선택하였는지 알 수 있도록 강화해주는 특징에 대한 지속적으로 평가, ⑦ 계속 인내하기로 결정함 등의 7단계로 설명하였다. 한편, 태영숙(1994)은 우리나라 암환자의 희망 전개 과정을 일상생활 기술지로 접근하여 발원함, 다스림, 넓혀감의 3단계로 제시하였다.

그 밖에 많은 학자들이 희망의 본질과 특성을 제시하고 있는데, Travelbee(1971)는 희망 구성요소의 속성을 타인에 대한 의존성; 미래 지향성; 선택 가능성; 원하는 것을 소유하고자 하는 소망, 믿음, 용기를 갖는 것이라고 하였고, Obayuwana(1982)는 희망의 진정한 본질과 결정인자를 알아내기 위하여 500명에게 희망을 한 단어로 기술하도록 요청하였는데, 그 결과 희망은 자아강도, 종교, 지각된 가족지지, 교육, 경제적 자산 등의 긍정적 결과로 인한 마음의 상태라는 결론을 얻었다. Haase, Britt, Coward, Leidy, & Penn(1992)은 희망의 핵심적인 속성은 미래지향성, 에너지화된 행동지향성, 일반적인 혹은 구체적인 목표와 불확실성의 느낌임을 확인하였고, 자기

초월은 희망의 결과라고 하였다.

Hall(1990)은 말기 진단을 받은 사람이 살려는 의지나 희망이 높은 경우 어느 정도 현실을 받아들이지 않는 경우가 있다고 하면서, 부인(denial)의 의미를 재조명하였다. 즉 부인(denial)은 비현실적인 희망이 아니고, 희망을 유지하기 위한 방어기제의 의미를 갖는다는 것이다. 반면, 여러 문헌에서 현실에 근거하지 않는 희망을 비현실적인 희망(McGee, 1984), 거짓 희망(Hicky, 1986), 환상(Taylor, 1983) 혹은 비합리적 희망(Frank, 1968)으로 표현하고 있는데, 이는 희망의 초월성이나 순수성(Marcel,1951/978)과 정면으로 모순되는 주장이다.

이상의 논의를 요약하면, 희망은 근본적 영역과 구체적 영역으로 구분할 수 있는데, 근본적 영역은 인간의 실존적·초월성의 영역이며, 구체적 영역은 현실과 직결된 합리적·이성적·행동적 영역이라고 볼 수 있다. 희망의 핵심적인 특징은 미래에 초점을 둔 역동적인 힘이며, 이러한 힘은 인간관계, 실천을 통한 현실 참여와 극복, 의미의 탐구와 실존의 구현으로부터 얻어진다. 희망에는 곤경이 선행하며, 이때 희망은 곤경을 이겨내는 힘이 되고 곤경을 이겨낸 결과로 생겨난다. 즉, 희망은 지극히 주관적인 경험이지만 상호성이 바탕을 두며, 미래의 가능성을 지향하면서 과거와 연결되고, 현실의 한계를 초월하지만 현실의 인식을 기초로 하는 것이다.

2) 희망의 치유적 역할과 희망증진 전략

희망이 있는 곳에 생명이 있다는 격언처럼, 오래 전부터 희망은 생명을 위해 필수적인 인간의 반응으로 인정되어 오고 있으며(Stephenson, 1991), 건강의 유지와 회복을 위한 희망의 역할을 규명하고 이를 치유를 위한 중재에 활용하려는 연구가 계속되어 왔다.

일찍이 히포크라테스는 환자의 마음은 치료받기에 앞서 고무되어 야 한다고 하였고, 많은 학자들이 희망을 효과적인 대처와 치유를 위한 선결요소라는 것을 주장하고 있다(Craig & Edwards, 1983; Lazarus, 1966; McGee, 1984; Stotland, 1969; Yalom, 1995). 특히 Cousins(1989)는 "희망은 의사들의 강력한 협력자이며, 중병이라는 도전 앞에서 의사와 환자가 함께 협조할 수 있는 무대를 만들어 준 다"고 하였다. 또한 그는 희망, 웃음, 즐거운 기분, 사랑과 의지 등 긍정적인 정서는 면역체계를 강화시킬 수 있다는 주장을 생물학적 자료를 통해 제시하였고, 의사가 포기한 암, 류마티스 관절염 등 난 치병이 호전된 사례를 보고하여 심신상호작용론이 입증된다고 주장 하였다.

간호에 있어서 희망은 돌봄의 중추적인 요소인데(Cutcliffe, 1995; Kylma 등, 2001; Mayeroff, 1971; Watson, 1979), 희망은 건강을 유지하고 회복하기 위한 요소(Adams, 1998; Dufault & Martocchio, 1985; McGee, 1984; Vailot, 1970; Watson, 1979), 질병으로 인한 죽음과 한계를 수용하기 위한 요소(Hall, 1990; Herth, 1991; Hinds, 1988; Locsin & Mantua 2002; Owen 1989; Yates, 1993; 김이순, 1996; 송미순 등, 2000; 태영숙, 1995)로서 의미를 가져왔다.

Farren, Herth & Popovish(1995)는 희망을 대처의 전제가 되고 대처전략이 될 뿐 아니라 적응적인 대처의 결과가 된다고 하였다. 특히 희망은 암의 회복에 영향을 미치는 요인으로(Hickey, 1986; Hinds & Martin, 1988; Nowotny, 1989; Owen, 1989; Stoner & Keampfer, 1985) 또한 만성질환에 적응을 위한 요인으로(Craig & Edwards, 1983; Manderino & Bzdek, 1986; Miller, 1983) 밝혀지

고 있으며, 이러한 이론에 입각하여 희망의 측정도구 개발과 희망을
불러일으키는 간호중재 전략을 개발하는 연구가 많이 진행되었다.

Miller(1985)는 "간호사는 환자가 개인적인 자원을 이끌어내도록
도움으로서 희망을 고무시킬 수 있다."고 하면서 희망을 주입시키
는 구체적 방안을 제시하였다. 그것은 지속적인 관계유지를 강조하
는 것, 통제력을 유지하도록 하는 것, 희망을 확산시키는 것, 환자
의 대처방법을 확대해 가는 것, 현실을 감시하는 것 ,목표를 고안하
게 하는 것 등이 그것이다. 더 나아가 Miller & Power(1992)는 희
망차게 하는 것(Hopefulness)의 요소로서 상호성, 가능성의 느낌,
절대화·극단화를 하지 않음, 기다림, 목표의 성취, 심리적 안녕과
대처, 삶의 목적과 의미, 자유, 현실감시적 낙관주의, 정신적 신체적
활기 등의 10가지를 제시하면서 환자에게 중요한 것이 무엇인지,
무엇이 그들에게 삶의 의미를 줄 수 있는지 이해하는 간호사의 능
력은 희망을 강화시키는 데 필수적이라고 주장하였다.

Herh(1990)는 호스피스 프로그램의 말기환자를 대상으로 한 면
담을 통하여 희망증진의 주요 범주를 다음과 같이 규명하였다. 첫째
는 인간관계의 연결성으로 의미 있는 관계를 나누고 무엇인가의 일
부분이 되는 것이며, 이는 간호사가 함께 있어주는 것, 격려, 적극적
경청, 희망의 느낌을 나누는 것 등으로 가능하다. 둘째는 성취 가능
한 목표를 설정하는 것으로 병의 진전에 따라 목표의 내용이 수정되
는 데 죽음이 임박한 시점에서의 목표는 영원한 휴식과 내적인 평화
가 된다고 하였다. 셋째는 영적인 기초로서 신앙은 고통의 세속적인
설명을 초월하고 희망을 촉진한다. 넷째는 개인적 속성으로 강한 의
지와 결심, 난관을 헤쳐 나가는 용기, 내적인 고요함이다. 그 밖에 쾌
활함, 좋은 추억을 떠올림, 가족과 친구로부터 가치 있는 존재임을

확인하는 것 등을 들고 있다. 또한 Herth(1995)는 병원이나 가정, 지역사회와 같이 각각 다른 세팅에서는 각각 다른 방식의 희망증진 전략이 요구된다고 하면서, 호스피스 간호사와 가정간호사 158명을 대상으로 효과적이고 자주 사용하는 희망증진 전략을 규명하였는데, 두 집단에서 모두 안위와 고통경감 제공을 가장 많이 사용하고 있었고, 타인과 지속적인 감정교류 촉진은 각각 2위와 3위, 희망을 재정의 하기는 각각 4위와 5위로 나타났다. 그 밖의 중재방법은 순서가 사뭇 다르게 나타났다.

Dufault & Martochio(1985)는 희망의 여섯 가지 차원을 규명하고 다차원적 희망의 인식은 경청, 관찰, 상호관계로 이끌어 주고, 이러한 여러 차원과 관련된 정보는 간호사에게 어떻게 희망이 작용하는가에 대한 통찰을 제공하고, 환자의 희망을 촉진시킬 수 있게 한다고 하였다. 즉 환자가 감정적 차원의 희망을 표현한다면 간호사는 이를 극대화시키기 위해 감정의 표현 나눔을 시도하고, 행동적 차원의 희망은 희망하는 환자의 행동지향성에 초점을 두고, 시간적 차원에서는 환자가 경험하는 시간과 정보제공의 시간 등에 초점을 두어야 한다고 하였다.

Hicky(1986)는 암환자의 희망증진을 위해 환자의 삶에 대한 현실적인 이해를 증진시키는 것, 살아가야 할 의미를 확인하게 하는 것, 지지체계를 구축하는 것, 기타 종교적 지지, 현실적인 목표의 설정, 유머의 활용 등의 방안을 제안하였다. Koopermeiners, 등(1997)이 암환자와의 면담 내용분석을 통하여 확인된 희망증진 방법은 함께 있어 주는 것, 정보를 제공하는 것, 사려 깊은 제스처와 명랑하고 따뜻한 돌봄의 행위 등을 확인하였는데, 이는 환자들이 희망증진을 위해 섬세한 감성적 간호를 원하고 있음 시사한다.

한편 Brown(1986)은 희망을 가능하게 하는 개인적 능력은 용기, 목표성취, 세상에서 필요로 하는 존재라는 느낌, 통제감 등에 달려 있다고 하면서, 이러한 요소를 바탕으로 환자에게 희망을 주는 간호중재를 제시한 바 있다. 또한 Morse & Penrod(1997)는 희망이 역동적 과정이므로 자주 사정되어야 하고, 상황의 변동에 따라 희망증진을 위한 임상적 전략이 바뀌어야 한다고 하면서 Morse & Doberneck(1995)이 제시한 희망의 7단계에 따른 유방암환자의 희망증진 전략을 소개하였다.

우리나라에서는 김달숙(1992)이 한국인의 희망유형을 Q방법론으로 접근하여, 절대 의존자형, 현실 인지형, 관계적 의미형, 실존적 희망형, 자기실현형, 마술적 기대형, 현실 재정의적 희망형으로 분류하고 각 유형에 따른 적절한 간호중재의 방향을 제시한 바 있으며, 송미순 등(2000)은 암환자의 희망 개념을 기질적 희망과 상황적 희망으로 구분하고 변화가 가능한 상황적 희망의 영역에서 간호중재 방법 개발의 필요성을 제안하였는데, 같은 맥락에서 이해할 수 있다.

이와 같이 희망증진 전략이 제시되고 있지만 무엇보다도 중요한 것은, 간호사 자신이 희망을 갖는 것이다. 간호사가 희망을 가지고 있지 못 하면 희망을 전파시킬 수 없기 때문이다(Vaillot, 1970).

이상을 종합할 때, 희망은 치유와 대처를 위한 필수적인 조건이며, 돌봄의 핵심이다. 희망은 의미 있는 미래에 대한 기대의 과정으로, 삶의 의미와 목표의 인식, 바람직한 변화가능성의 확인으로부터 비롯되며, 이는 인간을 동기화하는 강한 에너지가 되고 적응적인 대처와 현실의 초월을 가능하게 하며 성숙과 평화로움을 이루게 한다. 희망을 증진시키는 것은 간호사의 임무이며, 이를 위한 구체적인 전략은 의미 있는 관계를 나누고 도움이 존재한다는 믿음을 주는 것, 대처방법을 확대하고 통제력을 유지시키는 것, 삶의 의미와 목표를 새롭게 인식하도록 돕는 것으로 요약할 수 있다.

3) 정신질환자의 희망

정신질환은 실존적 곤경이며 세상과 화합하지 않는 존재의 방식이다(Rawnsley, 1992). 정신질환에 이환되어 투병생활을 한다는 것은 이전까지 살아온 삶의 방식에 커다란 도전을 받는 일이며(Lally, 1989; 김소야자, 김선아 및 현명선, 1999), 제약이라는 삶의 방식에 던져진 존재로서 고투하는 과정이다(Johnson, 1998). 정신질환의 경험에 대한 회복된 환자들의 자가 보고들(Lally, 1989; Leete, 1987, 89; Lovejoy, 1982)은 이러한 정신병을 가지고 살아가야 하는 사람의 고투를 잘 보여주고 있다. 특히, Vellenga & Christensen(1994)의 정신질환자의 경험에 대한 현상학적 탐구는, 사회적 낙인화와 소외, 상실, 소진과 황폐화로 인한 깊숙한 고뇌, 공포와 절망감 등 환자들의 고통을 생생하게 보여주고 있다. Chernomas, Clarke & Chisholm(2000)도 지역사회에 살고 있는 여성 정신분열병환자의 삶을 복합적 상실, 사회적 낙인, 제한적인 대인접촉, 가난으로 인하여 박달당한 '한계성의 삶'이라고 규정하고 있다. 질병 과정에서 정신질환자들이 재발과 회복을 반복하는 현상을 소위 '회전문(revolving door)'이라고 부르고 있는데, 이러한 정신질환의 만성성을 Rawnsley(1992)는 목적, 진전 그리고 해결이 없는 '무시간성(timeless)의 궤적'으로 특성화하고 있다.

이러한 어렵고 긴 고통스런 삶으로 인하여 환자들은 소진되고 절망하기 쉬운데 환자들의 자살률은 우울증의 경우 20%, 정신분열증의 경우는 10%에 이르고 있다(Meltzer, 2002; Mortensen & Juel, 1993;

Siris, 2001).

이렇게 정신질환은 절망과 연결되며 따라서 초기의 여러 연구들은 환자들의 절망(hopeless)에 초점을 맞추고 있다. (Minkoff, Bergman, Beck, & Beck, 1973; Wetzel, Margulies, Davis & Karam, 1980; Beck, Brown, Berchick, Stewart, & Steer, 1990; Boner & Rich, 1991). 반면, 많은 문헌에서 정신질환의 회복과정 중 가장 강력한 요소로서 희망의 중요성을 강조하는 역설적인 양상을 보이고 있다.

Meninger(1959)는 일찍이 희망은 정신과학의 새로운 정신(spirit)이며 걱절한 희망을 주는 것은 의사의 책임이라고 하면서, 희망이 우선이고 그 다음이 건전한 기대라고 하였다. 또한 Adler(1981)도 정신질환은 희망이 없다는 것과 연관되고 희망이 회복되는 것은 치유로 이해할 수 있다고 하면서 희망이 우선이고 다음이 창조적 만남이라고 하였다. Yalom(1995)은 희망은 치료를 유지시켜 줄 뿐만 아니라 그 자체가 치료의 효과를 가져오며 희망의 주입과 유지는 모든 형태의 정신치료에서 절대적으로 중요하다고 하였다. 이러한 정신치료에서의 희망의 역할은 Frank(1968)의 연구에 잘 나타나 있다. 그는 정신과 환자를 대상으로 한 위약 연구에서, 도움을 받을 수 있다는 희망을 일으키는 치료적 세팅의 집단에서 강한 증상의 호전이 있었다고 하면서 희망의 치유적 역할을 주장하였다. 또한 정신과 환자의 희망에는 치료와 치료자체에 대한 인지적 요소가 포함되며, 이들의 희망을 자극하는 것은 치료자의 도울 수 있는 능력을 환자에게 전달하는 것이라고 하였다.

정신질환자에 대한 희망의 치유적 역할은 임상가들의 경험과 회복된 환자와 가족들의 수기에 절실하게 보고되고 있으나, 이론적 연구는 매우 부족한 실정이다. 즉 기존의 연구는 희망의 수준을 정신과적 치료의 효과성의 한 요인으로 보고 이를 규명하는 연구와 정신간호사와 환자들을 대상으로 희망증진 전략을 구축하는 연구 등으로 범위가 제한적이다.

희망의 수준을 정신과적 치료의 효과성을 결정하는 요인으로 보고 이를 규명한 연구는 12개월 동안 크로자핀과 정신 사회치료를 제공한 후 환자의 희망정도를 HHS(Herth Hope Scale)로 측정한 연구(Littrell, Herth & Hinte, 1996)와 약물중독 환자와 정신과 환자를 대상으로 입원 시와 퇴원시의 희망수준을 MHS(Miller Hope Scale)로 조사하여 비교한 연구(Holdcraft & Williamson, 1991)를 들 수 있다. 우리나라에서는 이정지(1995)가 정신분열병환자를 대상으로 온정과 수용이 주요 내용인 의미요법을 실시한 후 NHS (Nowotny Hope Scale)에 의한 희망증진효과를 보여 준 바 있다. 한편 Hammond & Dean(1995)은 10회에 걸쳐 정신질환자 가족 교육프로그램을 실시하면서 교육에 참여한 가족의 경험을 현상학적으로 조명하였는데, 이는 일종의 치료프로그램의 효과에 대한 연구라고 할 수 있다. 이 연구에서 참여자들의 경험 중 명백하게 드러난 주제는 희망이며, 또한 한 가족의 희망의 표현이 다른 가족에게 얼마나 잘 스며드는지를 기술하고 있다.

정신질환자의 희망증진전략에 대한 연구는 Kirkpatrick 등(1995)이 일련의 프로젝트로 계속하고 있다. 그들은 Miller & Power(1992)가 규명한 '희망차게 하는 10가지 요소'를 바탕으로 정신간호사들을 면담하여 정신분열병환자에게 희망을 주입시킬 수 있는 중재방안을 구축하였는데, 이는 가치 있는 인간으로 받아들여지는 관계를 형성하는 것, 목표를 설정하고 성취의 경험을 통하여 자신감을 갖도록 돕는 것, 삶의 한 영역에서 자신의 역할을 수행하며 살아가는 회복된 환자의 모델과 연결을 갖게 하는 것, 투약과 증상의 조절을 포함하는 질병의 관리, 환자자신과 지역사회에 대상으로 교육을 실시하는 것이었다. 한편, 희망의 장애 요인으로는 증상 등 질병관련 요인과 사회적 낙인이 확인되었는데, 특히 치료자의 부정적인 태도는 절대적인 문제로 지적되었다. 이는 "정신질환자들이 정신질환의 낙인으로부터 회복되는 것은 정신질환과 싸워나가는 것 보다 더 어렵다"고 한 Adams(1998)의 주장에 잘 나타나 있다. 고문희(1998)도 176명의 정신간호사를 대상으로 개방적 질문을 통하여 돌봄의 관계 유지, 재활훈련, 질병관리, 성공적인 재활모델의 제시 등의 순으로 희망증진 전략을 도출하였다. 특히 현실적으로 어려운 환경 속에서도 지속적인 돌봄의 관계유지는 환자들에게 희망을 전달하는 중요한 방법이었음을 밝히고 있는데, 이는 희망을 가질 수 있는 것과 관련된 핵심 주제는 돌봄 관계의 존재 여부라고 한 Herth(1990)의 주장과 같은 맥락이라고 하겠다. 이어서 Kirkpatrick 등(2001)은 10명의 환자를 대상으로 한 질적 연구를 통해 이해해주고 격려하는 관계의 유지, 구체적인 목적을 발견하고 성취하는 것, 견뎌가려는 동기와 의식적인 노력, 신과의 관계에서 의미를 발견하는 것 등의 희망촉진방법을 확인하였다. McCann(2002)은 근거이론으로 간호사들이 정신질환자에게 희망을 주는 과정을 탐구하여 동기의 강화와 복지(wellness)로 가는 길을 찾는 것 등 두 가지 범주를 확인하였다. 전자는 지지적 상호적 관계를 가짐으로서 삶이 의미를 발견하도록 돕는 것으로 가능하고 후자는 환자와 함께 미래의 복지를 위한 계획과 목표를 세우는 것을 포함한다.

한편 정신질환자의 질병과정에 대한 연구에서 "자아개념의 전환점"으로 특징화되는 전환점을 발견할 수 있는데(Strauss, 1995; Karp

등, 1995, 2000), 이러한 전환점에서 희망의 개념을 찾아 낼 수 있다. 특히 Abott(1992)는 지역사회에서 성공적으로 살아가고 있는 정신분열병 환자 42명의 삶의 과정을 양적 질적 접근으로 연구하여, 5가지 유형의 질병과정을 확인하였는데, 부정적인 순환으로부터 확실하게 긍정적으로 변화하는 전환을 10명의 대상자에게서 찾아 볼 수 있었고, 이러한 설명하기 어려운 변화를 '전환점'이라고 이름 지었다. Steen(1996)은 중년기 여성이 심한 우울증으로부터 회복되는 과정을 현상학적으로 탐구하여 실존적 소외의 고통의 단계에서 적극적인 투병기의 단계로 이행되는 전환기를 발견할 수 있었다.

Vellenga & Christenson(1994)의 외래 정신질환자를 대상으로 한 질병경험의 현상학적 연구에서도 질병과정의 전환점을 찾아 볼 수 있다. 연구의 참여자들은 낙인화로 인한 소외, 관계와 직업의 상실로 인한 외롭고 추방당한 느낌, 황폐화되고 고갈되는 깊은 고통, 두려움과 아무런 기쁨이 없는 지옥과 같은 느낌을 경험한 후에 마침내 병을 가진 자기 자신을 수용할 수 있게 되는데, 이때 정신병이라는 긴 터널의 끝에 빛이 보이는 듯하고, 증상을 조절할 수도 있다는 생각을 갖게 되며, 특히 타인에게 수용되는 것은 힘과 목표와 가치를 부여한다고 기술하고 있다. 이러한 전환점은 회복된 정신질환자의 자전적 보고에도 잘 나타나 있으며, 이들은 전환점을 희망의 체험으로 인식하고 있었다(Lovejoy, 1982; Deegan, 1988; Fox, 2001).

또한, Adams(1998)는 여러 문헌을 종합하여 정신질환자의 회복과정을 급성 증상의 발발과 진단을 받는 일차적인 충격, 정신질환에 대한 부정과 분노, 절망과 자기 동정, 희망으로의 반전, 인생의 새로운 의미와 목적의 발견 등의 5단계로 제시하였으며, 정신질환의 회복에 희망이 절대적으로 중요함을 역설하고 있다.

이와 같이, 정신질환의 회복을 위하여 희망의 중요성은 치료자와 환자가 모두 주장하고 있는데 비하여 이 분야에서 연구된 문헌은 그리 많지 않음을 알 수 있다. 일찍이 Meninger(1959)도 희망의 중요성을 강조하면서 "희망은 시인의 주제일 뿐 과학적 연구의 대상이 될 수는 없는가?"라고 하였고, Kirkpatrick(1995)도 "희망과 질병의 관계에 대한 문헌 중 매우 미흡한 부분이 정신분열병과 같은 정신질환에서의 희망에 관한 것이다"라고 지적한 바 있다. 90년대 이후 만성질환자나 암환자의 희망에 대한 연구는 급증하고 있으나, 정신질환자의 희망에 대한 탐구는 미미한 실정이다. 특히 개인적이고 독특한 체험인 희망에 대한 질적 연구의 필요성이 절실하게 요구되고 있으나, 이에 대한 연구는 더욱 부족한 실정이라 하겠다.

이상의 내용을 요약하면, 정신질환자의 희망의 경험이 회복에 중요한 요소이며, 환자들의 삶의 궤적에는 희망의 전환점이 있음을 알 수 있다.

정신질환자의 희망과 관련된 연구는 희망을 치료효과를 측정하는 한 변수로 활용하고 있었고, 치유효과와 관련하여 희망촉진 전략에 초점을 두는 연구가 주류임을 알 수 있다. 또한 정신질환자의 희망은 다른 신체적인 질환으로 고통을 받는 환자와 본질적으로 다르지 않지만 행동적 차원과 관계적 차원이 좀 더 강조되고 있었고, 특히 따뜻하고 공감적인 돌봄의 관계를 통한 희망촉진 전략이 중요함을 알 수 있다.

2. 현상학의 철학적 배경과
간호학에서의 의의

현상학은 르네상스 이후 비약적으로 발전한 자연과학의 실증주의와 객관주의에 대한 회의로 등장한 대표적인 철학사조로서 **Franz Brentano**에 의해 처음으로 소개되었다. 학문으로서의 출발은 그의 제자인 **Edmund Husserl**에서 비롯되는데, 우리들에게 관념을 제공해 주는 현상의 근원을 파악하려는 노력에서 시작되었다.

후설은 "이념의 옷이 우리로 하여금 하나의 방법인 것을 참된 존재로 여기게 만든다"라고 하였다. 즉 객관적 세계는 자연과학주의적 관념이라는 시각에서 경험의 세계를 추상화한 결과인데, 객관적 진리를 추구하는 데만 집중하는 현대인은 실제로 경험하는 생활세계가 학(學)의 의미기반이라는 사실을 망각하고 있다는 것이다(마르크스,1987/1989; 한전숙. 1998). 이에 따라 그는 과학주의가 그 사태의 본질을 합당하게 파악할 수 있는 가능성을 차단한다고 하면서, '사태 그 자체로' 돌아갈 것을 요구하였다. 후설의 현상학적 태도는 의식 내재적 영역으로 들어 갈 것을 요구한다. 이를 위해 우리가 무비판적으로 믿고 있는 세계를 접어두어야 하는데, 이렇게 '괄호 치기' 혹은 '판단중지'를 하게 되면 순수체험의 영역을 만날 수 있다고 하였다. 후설은 초기에는 이러한 순수의식세계로의 환원을 촉구하였고, 후기에는 신체적 주관에 의해 지각되는 생활세계의 개념을 도입하는 한편 생활 세계적 환원을 주장하였다. 생활세계는 살아 있는 공간과 시간의 구조 속에 전개되는 인간의 체현된 삶의 지평이며, 의미를 지닌다는 점에서 과학적, 물리적 세계와 다르다. 따라서 생활세계적 환원은 의식에서 구성된 세계가 아니라 신체적으로 직접 체험되는 세계로 환원하는 것을 말한다(공병혜, 2001; Fjelland &

Gjengedal, 1994). 하이데거는 후설의 세계관을 이어받아, 그의 주요 저서인 「존재와 시간」에서 생활세계의 근본적인 구조를 기술하고 있다. 하이데거에 의하면 인간은 세계 속에 존재하며 세계를 구성하고 세계와 분리될 수 없다. 여기에서의 세계는 인간에게 의식되는 문화와 언어, 역사성을 담고 있는 의미 있는 일련의 세트이다. 인간은 타자를 위해 의미와 가치를 갖는 존재로서 사물들을 인식하며, 체현된 인간으로서의 인간의 몸은 세계를 체험하고 의미 있는 세계로 의도를 가지고 향하는 몸이다. 인간은 자기를 해석적으로 이해하려는 존재이며 자기의 이해에 의하여 세계와 연결되고 세계를 구성한다. 또한 시간은 존재의 구성체로서 인간의 체험은 과거, 현재, 미래라는 세계 속에 구성된 존재의 축적물이다(Orbanic, 1999). 즉, 현상학에서 세계는 의미연관 관계 속에 펼쳐지는 삶의 지평이다. 따라서 '세계 속의 인간', '세계-내-존재'는 의미연관 관계로 존재하는 인간이며, 존재는 시간과 공간의 형식을 갖는다(Leonard, 1996). 하이데거에 있어서 현상의 반대 개념은 곧 감추어져 있음-존재의 망각, 은폐성-이며 따라서 현상학적 방법은 바로 감추어져 있는 것을 드러나게 하는 방법을 의미한다(공병혜 2001).

메를로 퐁티는 우리가 온몸으로 체험하고 지각하는 구체적인 세계를 가장 중요한 탐구의 영역으로 하여 몸의 현상학, 지각의 현상학을 전개하였다. 그는 몸과 세계와의 관계를 '세계에의 존재'라고 하여 몸과 세계는 끊임없이 작용을 주고받으며 역동적인 과정을 통해 서로 구조화하는 관계로 제시하였다. 그에 의하면, 물리적 질서, 생명적 질서, 인간적 질서 등 세 가지 질서가 변증법적으로 통일되어 하나의 몸을 이루며, 마찬가지로 세계 역시 이 세 가지 질서가 변증법적으로 하나로 통일되어 형성되어 있다(조광제, 1997).

따라서 메를로 퐁티에 있어서 현상학은 우리의 몸과 세계와의 사이에 살아 있는 교감으로서 원초적 지각의 세계에 대한 근원적인 체험을 기술하는 학문이다(공병혜, 2001).

이러한 철학적 입장은 범세계적으로 퍼져나가 다양한 학문분야에도 영향을 미쳐 현상학 운동을 형성하였고 실존주의 현상학이 이 운동의 주류를 이루었다(한전숙 1998). 특히, 실존주의 현상학은 간호학문에서 응용되고 있는 현상학적 방법의 근거가 되고 있는데, 이는 세계 속에서 세계와 관계를 맺고 살아가는 인간의 존재와 인식원리를 해명하려 하는 현상학의 목적이 인간의 총체적인 이해가 요구되는 간호학문의 가치와 잘 부합되기 때문이다.

현상학의 구호인 "사태 자체로"는 원본적으로 주어져 있는 근원적인 세계로 되돌아가고자 하는 것이다. 이는 현상의 본질을 덮고 있는 '이념의 옷'을 벗음으로서 가능한데, 현상학적 연구에서는 선입견 없이 연구대상자의 경험세계를 탐구하는 것을 의미한다. 즉 연구 대상자가 드러내는 세계를 있는 그대로 받아들이는 것은 결국 연구대상자의 본질적인 경험세계로 되돌아가는 것이라 할 수 있다(홍성우 2002). 이렇게 현상학의 목적은 현상의 본질을 이해하려는 것이며 연구의 방법일 뿐만 아니라 철학이다(Cohen, 1987; Omery, 1983; Van Manen, 1990). 현상학적 관점에서 연구를 한다는 것은 '대상자의 관점으로 매일 매일의 생활경험이 갖는 주관적인 의미를 이해하는 것'이며, 경험을 연구하는 목적은 경험의 본질적인 의미의 구조를 이해하는 것이다. 현상학적 방법은 '의미를 밝혀주고' 그 상황에 처한 맥락 내에서의 인간 경험의 의미에 대한 해석을 제공하는 것으로 '체험을 알기 쉽게 만들려고' 노력하는 것이다(Crotty 1996). 현상학은 대상자의 경험에 집중하는 접근방법이며, 인간의 경험을 드러내어 밝히려는 노력은 현상에 충분하고도 공정하게 귀를 기울이려는 관심이다(Munhall & Oiler, 1986). 즉 현상학은 독특한 개인이 세계와 관계를 맺고, 세계를 지각하고 의식하고, 존재하는 방식에 관심을 가지며, 선입견이나 관념들로부터 해방되는 현상학적 환원을 통하여 순수하게 의식되는 체험에 초점을 둔다. 기본적으로 현상학은 '존재의 본질'과 체험(lived experience)을 언어의 창을 통해 이해하려는 노력이다(Thorne, 1991). 결국 이러한 시도는, 일상경험의 의미와 본질을 깊이 있게 이해할 수 있게 하여 세계와 보다 직접적으로 접촉하고 세계에 대한 통찰을 갖게 한다(Van Manen, 1997/200).

이러한 현상학적 방법은 1970년대 말, 실증과학이 아닌 인간과학으로서의 간호학문에 대한 새로운 인식론적 탐구방식이 절실히 요구되던 시기에 간호학문에 도입되었다. 간호학이 태동된 이후, 간호가 학문으로서 틀을 갖추기 위하여 무조건 따라야 했던 실증주의의 합법성에 의해 감추어진 간호의 본질에 대한 성찰과 정체성의 혼란에 대한 인식이 급증하였기 때문이다(강영안 2001). 현재, 간호학에서의 현상학적 방법은 그 접근방법이 모호하고 난해하며, 여전히 우세한 과학주의로부터 계속되는 비판에도 불구하고, 간호의 본질을 반영하는 탐구의 방식으로 자리 잡아 가고 있다.

특히, Watson(1985)의 "인간과학과 인간 돌봄"이론, Parse(1987)의 "인간 되어감"이론, Benner(1992)의 "돌봄의 탁월성"이론 등은 후설, 하이데거, 사르트르 등 현상학자들의 이념을 바탕으로 하고 있으며, 인간과학과 예술로서의 간호를 발전시키기 위해 전통적인 아닌 새로운 방법이 요구된다고 하면서, 현상학적 방법을 그 대안으로 제안하고 있다.

이와 같이, 간호학문에서 현상학적 방법의 가치가 인정되고 있는데, 그 구체적인 의의를 살펴보면 다음과 같다.

첫째, 현상학은 간호의 기본가치인 인본주의를 적극 옹호한다.

형식적 탐구과정은 일련의 기본적 믿음에 의해 안내되는데(Guba, 1990), 논리 실증주의적 접근은 간호의 기본 철학을 담아내는 데 한계가 있을 뿐 아니라 간호의 가치에 위배되는 자기모순에 직면할 수밖에 없다(최남희, 1991; Omery, 1983; Watson, 1985; Thorne, 199; Leininger, 1985). 반면에 현상학은, 인간의 독특성을 중시하고 인간이 세상과 더불어 살아가는 방식에 관심을 갖는 간호학의 가치를 잘 반영한다. 현상학은 유일자에 대한 이론(theory of unique)으로, 현상학적 방법은 인간적이라는 것이 무엇인지에 대하여 탐구하며(Van Manen, 1997/2000), 현상학적 접근을 통하여 발견할 수 있는 대상자 개인에게 체험되는 간호의 의미는 각각의 존재의 귀중함을 간호사에게 드러내 보여줄 것이다(Ray, 1985).

둘째, 현상학은 간호의 예술적 본성을 충족시킬 수 있다.

대상자의 삶 속으로 직접 들어가 체험을 탐구하는 현상학적 과정은 참여, 해석, 시각화를 내포하는 간호의 미학적 지식(Caper 1978)의 구축과정을 포함하기 때문이다. Van Manen(1997/2000)은 "그것은 발자크, 프루스트, 발레리, 세잔느의 작품들만큼이나 노력이 들어간 것이다. 왜냐하면 그 속에는 그 작품들과 동일한 집중과 경이가 포함되어 있으며, 세계와 역사를 파악하려는 동일한 의지가 포함되어 있기 때문이다."라는 메를로 퐁티의 말을 빌려 현상학적 탐구 과정에는 섬세함과 민감함이 필요하고 바로 이것이 현상학적 인간 과학의 기본적인 매력이라고 하였다. 이러한 탐구 과정은 대상자의 독특하고 주관적인 의미의 이해와 아름다운 창조적 상호작용으로 나타나는 간호의 미학적 지식의 특성을 반영한다.

셋째, 체험의 탐구는 간호사와 대상자가 함께 하는 자아의 확장 과정이다.

인간은 타자와 함께 실존하는 관계형성을 통해 끊임없이 자신을 창조하는데(Parse, 1993), 현상학적 탐구는 대상자의 실존과 만나려는 노력인 것이다. Porter(1998)는 치매노인의 삶에 대한 연구에서 "마치 악호와 같은, 감추어진 대상자의 삶의 의미를 드러내보고 싶었다"고 현상학적 연구의 동기를 밝히고 있고, Van Manen(1997/2000)은 "보살핀다는 것은 섬기는 것이요, 사랑하는 사람과 존재를 나누는 것이다. 우리는 우리가 사랑하는 사람의 참된 본성을 진실로 알고 싶어한다"고 하였는데, 진정으로 타인의 삶에 들어가는 체험의 탐구는 하면 할수록 자신을 포함하는 인간에 대한 사랑을 알게 하고 삶의 신비를 직면하게 한다. 또한 체험의 분석은 언어를 통하여 이루어지는데, 우리가 자연적 태도에서 체험하는 사건들의 본질을 반성적으로 의식하고 언어화할 때, 우리는 그 언어의 진정한 의미에 맞게 우리 자신을 변형시킬 수 있는 성찰을 하게 된다(Van Manen, 1997/2000). 이렇게 현상학은 간호사로 하여금 끊임없이 세상에 대하여 깨우치고 재발견하게 하며, 인간의 삶에 의미를 부여한다(McEwen & Willis, 2002).

넷째, 현상학의 핵심개념들-체험의 본질, 의식, 지향성, 지각, 존재-는 간호사의 중요한 탐구과제이기도 하다. 간호를 한다는 것은 종종 존재자체를 심각하게 위협당하는 고통스런 상황에서 존재의 의미에 의심을 던지도록 도전받는 대상자들을 만나 함께 고뇌하며 의미를 찾아가야 한다는 것을 포함하기 때문이다. 간호학에서는 간호대상자에게 가장 유익한, 특히 실무에 직접 적용할 수 있는 인간이해로 이끌어줄 수 있는 연구접근방법을 신중하게 선택해야 한다(Leininger 1988). 이와 관련하여, 연구가 이론적 과학적 의의를 갖는 방식을 선언하기를 요구하기보다는 잘 정련되고 우아하고 철저한 서술이 임상적 의의를 충분히 갖고 있다는 믿음을 가져야 한다는 Thorne(1997)의 주장은 매우 의미가 크다.

결론적으로, 아직 많은 논란과 비평이 있지만, 현상학적 방법은 정신질환자들의 세계에서 은폐되어 있는 의식현상인 '희망'을 펼쳐 보이고자 하는 연구자의 시도를 만족시키는 가장 적절한 접근이라고 사료된다. 특히 반매넌의 해석학적 현상학적 방법은 참여자의 체험에 대한 심층적 탐구와 문학예술작품 및 어원의 탐구 등 다양한 자료를 함께 분석함으로서, 사회 문화적·역사적 맥락 속에서 이해해야 하는 독특한 현상인 정신질환자의 희망의 본질에 보다 가까이 접근할 수 있게 하기 때문이다.

Ⅲ. 연구 방법

정신질환은 가장 오랜 역사를 가진 질병으로 사회 문화적 맥락 속에 어우러져 있으며, 동시에 일상적인 삶과는 다른 배타적이며 신비한 존재의 방식으로 남아 있는 인간의 체험세계이다. 또한 희망의 체험은 지극히 개인적이고 독특하며, 인간의 존재론적 특성을 반영하고 있다. 이러한 탐구 현상의 특성을 고려할 때, 반매넌의 접근방법은 정신질환자가 체험하는 희망의 본질적 구조를 밝히는데 특히 적절한 방법이라 할 수 있는데, 그 구체적인 방법과 절차를 설명하면 다음과 같다.

1. 반매넌의 해석학적 현상학적 방법

반매넌의 방법은 하이데거의 실존적 해석학과 해석학적 현상학에 기초한다. 반매넌은 "현상학은 효과적인 이론적 가능성을 제기한다기보다는 세계를 직접적으로 접촉하게 하는 통찰력을 제공한다"고 하면서 사물들이 어떤 방식으로 나타나는가에 주의를 기울이고자 하였고 나타나는 그대로 기술하려는 섬세한 노력을 기울였다.

반매넌은 현상학적 연구와 기술을 위하여 진행해야 하는 다음의 네 가지 활동을 제시하고 있다.

1) 체험의 본질(nature of lived experience)로 돌아가기

(1) 탐구하고자 하는 현상에 지향한다.

가능한 인간의 경험 중 어떤 것이 현상학적 탐구의 주제가 될
수 있는가에 신중하게 집중한다.

(2) 현상학적 물음을 형성한다.

탐구의 주제로 채택된 인간의 경험에 대하여 현상학적 질문을 던
진다.

(3) 연구자의 선이해(pre-understanding)와 가정(assumption)을 밝혀둔다.

연구자의 선이해, 가정, 과학적 지식들은 현상의 본질을 이해하
고 직접적으로 접촉할 수 있도록 하는 것을 방해 쉽다. 후설은 이
러한 방해로부터 벗어나기 위해, 괄호 치기(bracketing)를 통하여
그 현상에 대한 지식을 그 현상밖에 두어야 한다고 하였다. 그러
나 완전한 괄호 치기는 현실적으로 불가능할 뿐만 아니라, 오히려
연구자의 선입견과 지식을 배제하려고 하면 할수록 다시 연구자의
반성(reflection)속으로 스며들게 된다. 그러므로 연구자의 이해, 믿
음, 편견, 가정, 전제 등을 명확하게 밝혀둠으로서 스스로 거리두
기를 하도록 한다.

2) 체험한 그대로 탐구하기(자료의 수집)

탐구하고자 하는 현상에 대한 통찰을 넓혀주는 모든 자료를 수집한다.

(1) 개인의 체험을 기술한다.

개인의 체험은 현상탐구의 출발점이다. 연구자가 탐구하고자 하는 현상에 대한 자기 자신의 경험구조를 인식함으로서 연구자는 스스로 현상을 지향할 수 있도록 해주는 단서를 얻게 된다.

(2) 어원을 추적한다.

어원에 주목하다 보면 그 단어들이 나오게 된 그 본래의 원천인 체험과 여전히 생생한 연관을 갖고 있는 본래적인 생활양식과 만날 수 있다.

(3) 관용어구를 수집한다.

관용구는 오랜 체험을 바탕으로 형성된 것으로 일상 언어에 포함되어 있는 다양하고 풍부한 인간의 경험이 저장된 저수지와 같다. 이러한 언어들을 탐색하는 것은 우리의 원초적 경험들과 접촉을 시도하는 것이다.

(4) 문학과 예술작품 등 다양한 자료로부터 경험을 수집한다.

문학예술 작품에는 인간 경험의 다양성과 역사성이 농축되어 있다. 따라서 이러한 문학과 예술작품은 현상에 대한 통찰을 증가시키는 경험들의 원천이 된다.

(5) 타인의 경험을 수집한다.

현상학적 탐구의 핵심은, 특정한 경험의 의미를 인간 경험의 전체 맥락 속에서 더 깊이 있게 이해하기 위하여 다른 사람들의 경험과 그에 관한 그들의 반성을 빌리는 것이다. 타인의 경험은 심층면담, 글쓰기, 일기, 일지, 일화, 관찰 등을 통해 수집할 수 있다. 개인의 경험을 수집할 때 "당신의 개인적 경험을 겪은 대로 기술해 주십시오"라고 요청한다.

3) 해석학적 현상학적 반성
(Hermeneutic Phenomenological Reflection)

현상학적 반성은 자료가 보여주는 현상의 본질적인 의미를 파악하는 작업이다.

(1) 주제 분석(Thematic Analysis)

① 주제적 진술의 분리

면담녹음 필사자료, 일기, 영화, 시 소설 등 모든 체험기술로부터 현상의 주제적 측면을 분리해 낸다. 이때 다음의 세 가지 방법으로 접근할 수 있다.

ⓐ 전체론적 방법(wholistic or sententious approach): 기술된 체험의 기본적 주제나 전반적 의미를 파악하려는 접근이다.

ⓑ 선택적 조명법(selective or highlighting approach): 탐구하려는 현상과 관련하여 특별히 눈에 띄는 어구를 찾아 의미를 찾는 방법이다.

ⓒ 세분법(detailed or line-by-line approach): 체험의 기술을 문장이나 절을 단위로 하나하나 짚어가면서 그 의미를 생각하는 방법이다.

② 언어적 변형의 구성

여러 체험적 자료로부터 주제와 주제적 진술들을 얻은 후, 이러한 주제적 진술을 포착할 수 있도록 현상학적 민감성이 좀 더 돋보이는 짤막한 글을 쓴다. 이렇게 언어적 변형을 하는 것은 기계적인 절차가 아니라 창조적이고 해석적인 과정이다.

(2) 생활세계의 네 가지 실존체(Lifeworld Existentials)를 중심으로 반성(reflection)한다.

사람들이 처해 있는 역사적·문화적·사회적 상황과 상관없이 모든 인간이 경험하는 상황, 생활세계의 체험에는 다음과 같은 네 가지 기본적인 실존체가 편재해 있는데, 이러한 실존체를 탐구하는 것은 복잡한 체험의 구조를 드러내는 길잡이가 될 수 있다.

① 체험된 공간(Lived Space): 공간성(spatiality)

체험적 공간은 측정가능한 수학적 공간이나 거리가 아니고, 우리가 느끼고 체험하는 공간이다.

② 체험된 몸(Lived Body): 신체성(corporeality)

우리는 몸으로 세계에 존재하며 몸을 통해서 세계와 만난다. 체험된 몸은 스스로 느끼고 지각하는 자기의 몸이며 세상과 교류하는 주체로서의 몸이다.

③ 체험된 시간(Lived Time): 시간성(temporality)

시계를 통해 알 수 있는 객관적인 시간이 아니고 우리가 체험하는 주관적인 시간을 말한다. 체험은 시간의 구조 속에서 형상화되며 개인에 의해 체험된 시간은 세계 안에 존재하는 하나의 방식이다. 시간성은 존재의 본질이다.

④ 체험된 타자(Lived Other): 관계성(relationality)

우리가 다른 사람들과 공유하는 공간에서 타자들과 유지하는 체험적 관계이다. 우리는 타자에 대한 경험과 공동체적·사회적인 것으로부터 삶의 목적과 의미를 추구하고 우리의 존재를 채워간다. 따라서 타자와의 체험적 관계는 체험의 본질을 구성하는 핵심이다.

(3) 우연적 주제(incidental themes)와 본질적 주제(essential themes)를 구분한다.

체험의 본질에 대한 의미 있는 주제들이 그 현상이나 체험에 국한된 독특한 것들은 아니다. 따라서 본질적 주제를 규명하기 위해 연구 중인 현상에 우발적으로 관련되어 있는 주제들을 구분해 내는 것이 필요하다.

4) 해석학적 현상학적 글쓰기 (Hermeneutic Phenomeno logical Writing)

현상학적 인간과학에서 글쓰기는 연구의 최종 단계이지만 연구의 전 과정이 글쓰기라고 할 수 있다. 글쓰기는 다시 생각하고 다시 인식하면서 계속해서 고쳐나가고 의미를 두텁게 쌓아 가는 작업이다. 이러한 글쓰기 작업을 통하여 진실에 접근하게 되고 경험의 실존적 구조를 발견하게 된다.

현상학적 글쓰기의 흔히 쓰이는 수사적 기법은 일화(anecdote)나 이야기(story)를 만드는 것이며, 현상학적 이야기(story)는 사물을 나타내는 그대로 보여 줄 수 있도록 기술되어야 한다.

2. 반매넌의 현상학적 방법의 특성

모든 현상학적 연구 방법은 참여자의 면담이나 기록 등을 통하여 생활세계의 경험을 수집하고, 연구자의 주관을 접어둔 채, 수집된 자료를 읽고 또 읽어 경험된 의미와 주제를 발견함으로써, 경험의 본질적 구조를 밝히고 기술하는 것이다. 위에 소개한 바와 같이 반매넌의 연구방법도 이러한 일반적인 접근을 따르고 있지만, 몇 가지 측면을 더욱 강조함으로써 그의 방법은 현상학적 방법의 일반적 접근과 구별되는 특성을 가지고 있다. 첫째, 글쓰기를 다시 쓰는 작업이라고 하면서 글쓰기의 사려 깊은 반성적 특성과 예술성을 강조하고 있다. 그는 인간과학 연구의 목적은 근본적으로 언어적 프로젝트라고 하여, 연구자체가 글을 쓰는 작업이라고 하였다. 글쓰기는 우리의 존재 전체와 관련을 맺고 있는 반성활동이며, 글을 쓰고 고쳐 쓰는 작업은 마치 예술가가 정교한 작품을 만들어 내기 위해 다듬고 또 다듬는 과정과 같다고 하였다. 또한 "그는 언어는 존재의 집이다"라고 한 하이데거의 말을 빌려 존재를 담아내는 방식으로서 언어의 중요성을 강조하고 언어가 말하고자 하는 것에 집중하고자 하였다. 둘째는 체험의 원천으로서 어원, 관용어구, 문학, 예술작품 등 광범위하고 다양한 자료를 활용한다는 것이다. 어원이나 관용어구는 인간 체험의 역사성을 함축하고 있는 구한 자료이며, 문학 작품은 보편적 경험의 이야기뿐 아니라 특수한 상황의 경험세계까지 체험하도록 안내하고, 훌륭한 예술 작품은 인간의 근원적인 심성을 독특한 텍스트로 표현하고 있기 때문이다. 마지막으로, 현상학적 접근에서 인간의 지식이나 선입견 등은 근원적 체험과 접촉하는 것을 방해하므로 '괄호 치기' 혹은 '판단중지'를 통해 이러한 선입견을 배제하도록 하고 있다. 그러나 반매넌의 방법에서는 이러한 '괄호 치기'의 현실적인 어려움과 역기능을 인식하고 연구자의 선이해와 가정을 기술하도록 하여 스스로 거리두기를 하도록 하고 있다.

Ⅳ. 연구의 과정

1. 체험의 본질에 대한 집중

1) 현상에 대한 지향

현상학적 연구의 출발점은 연구자의 관심을 강하게 끄는 인간의 경험이 무엇인지를 인식하는 것에서 시작된다. 어떤 현상을 지향한다는 것은 관심을 가지고 현상에 접근하는 것인데, 이때는 언제나 삶 속에서의 특정한 관심이나 사회적 지위 혹은 조건을 내포하게 된다. 본 연구자가 연구하려는 현상에 지향할 때는 정신간호사로서 또한 정신간호학을 가르치는 교수로서, 특정한 관심과 나름대로의 문화와 역사적 배경을 가지고 이 경험에 접근하는 것이다.

본 연구자는 오래 전부터 사람들의 일상생활에서 겪는 경험의 의미에 관심이 많았고, 특히 정신질환자가 질병을 가지고 살아가는 과정에 겪는 경험세계에 강한 관심을 가지고 있었다. 또한 인간의 삶에서 희망의 의미는 무엇인지에 대하여 관심을 가지고 있었으며 과연 정신질환자는 무엇을 어떻게 희망하는가? 하는 문제를 하나의 화두처럼 생각하고 있던 중, 1998년 박사과정을 시작하면서 구체적인 연구의 주제로서 탐구하기 시작했다.

2) 현상학적 물음의 형성

현상학적 물음을 형성한다는 것은 탐구의 주제로 채택된 인간의 경험에 대하여 현상학적 질문을 던지는 것이다. 즉 그것은 '정말로' 무엇인가? 라는 물음을 자신에게 던지는 것인데, 연구자는 탐구하는 현상의 본질에 이르기까지 이러한 물음을 명심하고 끊임없이 되물어야 한다.

본 연구자가 만성정신질환자가 경험하는 희망의 의미를 탐구하기 위하여 형성한 현상학적 질문은 "만성정신질환자가 체험하는 희망의 본질은 무엇인가?"하는 것이다.

3) 연구자의 준비과정

질적 연구에서는 연구자 자신이 연구의 도구이다. 탐구의 주제를 정하는 과정에서부터 자료 수집을 위하여 면담하는 과정이나 자료의 분석과정, 결과를 스토리로 만드는 과정에 이르기까지 연구자의 감각과 직관력, 탐구주제와 세상에 대한 폭넓은 지식, 면담이나 글쓰기 기술이 요구되기 때문이다.

본 연구자는 정신간호사로 근무하였고 정신과 교수로 오랫동안 실습 지도를 하면서 탐구 주제에 대한 충분한 경험적 지식을 가지고 있었으며, 탐구주제에 대한 지식과 민감성을 깊게 하기 위하여 다각적인 노력을 하였다. 본 연구자는 현상학적 탐구의 주제로서 '만성 정신질환들의 희망체험'을 마음에 두고, 대학원의 질적 연구방법론, 민속학적 방법 등의 코스를 수강하였고 질적 연구모임에 참여하여 공동연구를 수행하였으며, 베너, 모스, 반매넌 등 질적 연구방법에서 저명한 학자들의 강의와 워크샾에 참가하였다. 그

중 반매넌의 방법이 본 연구자가 탐구하려는 주제를 가장 잘 드러 낼 수 있다고, 반매넌의 저서와 관련 문헌을 집중적으로 읽는 한 편, 반매넌 방법의 철학적 배경이 되는 하이데거, 후설, 퐁티 등 현상학자들의 이론과 질적 연구 논문, 정신질환자들의 일인칭 수 기, 기타 희망과 관련된 문헌을 지속적으로 고찰하였다. 또한 정신 간호사와 간호학생을 대상을 하는 정신질환자의 희망에 대한 연 구, 정신질환자의 생애사 등 4편의 논문을 발표하였다.

4) 연구자의 가정과 선이해
(Assumption & Preunderstanding)

상식적인 선이해, 추측, 가정, 현존하는 과학적 지식들은 현상의 본질을 이해하고 직접적으로 접촉하는 것을 방해하기 쉽다. 따라 서 탐구주제와 관련된 연구자의 지식과 이해, 믿음, 편견, 가정, 전제 등을 명확하게 밝혀둠으로서 거리를 두고자 하는 것이다.

본 연구자는 연구 주제와 관련하여 정신질환자의 자기인식, 현 재의 삶, 예후, 미래, 가족들의 생각, 사회적 편견, 희망 등에 대하 여 가지고 있는 나의 생각은 무엇인가? 하는 것을 돌아보았다.

연구자에 의해 인식된 연구자 자신의 가정과 선이해는 다음과 같다.

(1) 정신분열병환자는 만성정신질환자의 대부분을 차지한다.

(2) 정신분열병환자의 1/3은 치유되어 사회생활을 할 수 있지만, 2/3 은 만성화되어 타인의 도움 없이 살아가기 어렵게 된다.

(3) 한국의 정신질환자는 부족한 사회적 안전망으로 인하여 선진 국에 비해 삶의 질이 낮을 것이다.

(4) 만성정신질환자들은 회복상태가 오더라도 정신질환으로 인한

공백기를 메우기는 힘들 것이다

(5) 만성정신질환자들은 회복상태가 되어도 사회에서 직업을 찾기가 어려워 좌절할 것이다.

(6) 한국의 정신질환자는 서양에 비해 가족의 지지를 더 많이 받을 것이다.

(7) 가족의 지지를 받지 못하는 정신질환자들은 자신들의 삶을 견디기 어려울 것이다.

(8) 정신질환자들은 사회적 낙인으로 고통 받을 것이다.

(9) 정신질환자들은 치료자나 가족의 낙인으로 더욱 고통 받을 것이다.

(10) 정신질환을 가지고 살아가야 하는 삶은 희망을 갖기 어려울 것이다.

(11) 정신질환자들도 다른 사람들과 마찬가지로 희망이 없이는 살아가기 어려울 것이다.

(12) 정신질환자들이 희망을 갖기는 어려울 것이다.

2. 실존적 탐구: 자료의 수집

1) 연구자의 체험

현상학적 탐구에서 개인의 생활경험은 탐구의 출발점이다. 모든 질적 연구는 연구자가 곧 도구이지만, 현상학적 연구만큼 연구자의 경험, 직관과 성찰이 요구되는 경우는 드물다. 따라서 어떤 현상에 관한 자기 자신의 경험구조를 인식하는 것은 매우 중요하다.

또한, 연구하고자 하는 현상에 대하여 연구자 자신의 경험구조를 인식하는 것은 자신의 경험이 타인의 경험일 수 있다는 상호주관성을 바탕으로 한다.

본 연구자의 만성정신질환자의 삶에 관한 관심은 1975년 서울대학교 병원 정신과병동에 근무하면서 시작되었다. 어느 일요일 혼자서 낮 근무를 하던 중, 기능이 좋은 환자 2명을 보호사의 보호 없이 2층의 열린 공간에 있는 작업실에서 자유롭게 그림을 그리고 피아노를 치도록 허락하였다. 두 환자 모두 정신분열병 진단을 받았지만 급성 증상기는 지났고 상당히 안정적이었으며, 그 중 한 환자는 아주 우수한 고교생이었고, 다른 환자는 명문대를 졸업하고 직장에 다니는 30대 가장이었다. 그런데 그 두 환자는 모두 치료자의 허락 없이 병동을 이탈하여 집으로 갔고, 그 당시 연구자가 경험했던 당혹스러움은 말할 수 없었다. 그런데 일은 거기에서 끝난 것이 아니었다. 고교생이던 환자는 며칠 후 병동으로 돌아왔으나 30대의 환자는 돌아오지 않았고 AMA퇴원을 하게 되었다. 연구자가 병원을 사직하고 떠난 몇 년 후, 30대 환자는 잘 치료된 듯 하였지만 끝내 자살하였다는 소식을 듣게 되었고, 고교생이었던 환자는 연구자가 간호학과 학생의 실습 지도를 위해 국립정신병원에 나갔을 때 만나게 되었다. 그 환자를 조우했을 때의 슬픔은 형언하기 어렵다. 75년도의 그는 아직 소년티가 남아있는, 또래에 비해 이것저것 아는 것도 많고, 글도 잘 쓰고, 피아노를 잘 치는 소년이었다. 그런데 10년 후, 내 눈앞에는 배가 나오고 어깨는 축 처진, 멍하고 총기 없는 눈을 한 아저씨가 서 있는 것이 아니가? 그 후 수년간 국립정신병원에 실습 지도를 나가면서 서울대학교 병원에 입원했었던 환자 중 여러 명을 국립정신병원에

서 만나게 되었는데 그때마다 연구자는 무력감과 슬픔을 느끼곤
하였다. 환자들에 대한 애정은 가지고 있었지만, 이렇게 환자들의
만성화 과정을 지켜보면서, 정신분열병은 만성화되고 결국 희망
없는 삶을 살아가게 된다는 생각이 연구자에게도 자리 잡게 되었
다. 그러면서도 그들이 삶의 끈을 놓지 않게 되는 것은 무슨 힘인
가? 자신의 상황에 대한 통찰력이 없기 때문인가? 혹은 그래도 희
망이 남아 있는 것인가? 하는 의문을 떠올리곤 하였다. 그런데 우
연히 읽게 된 회복된 정신분열병환자 **Lovejoy**의 글은 연구자에게
깊은 반성의 기회를 갖게 하였다. 그는 "정신병원에서 아무런 희
망이 없어 보이는 무표정한 치료자들을 많이 만났다. 그들의 희망
없는 태도는 자신의 삶은 물론 환자들의 삶까지 황폐화시킨다"고
하며 치료자들의 태도를 기술하였는데, 이는 국립정신병원에서 환
자들을 지켜보던 나의 모습을 일깨워 주었다. 이러한 연구자의 경
험은 정신질환자들의 희망체험의 본질을 밝히고 희망을 환자에게
는 물론 치료자에게도 인식시키고 싶다는 생각을 갖게 하였다.

2) 어원의 추적

어원을 추적하다 보면 그 말이 본래 의미했던 생활양식을 만날
수 있다. 따라서 이러한 본래의 의미가 어떻게 우리의 경험 속에 유
지되그 은폐되었는지를 탐구함으로서 체험의 본질과 만날 수 있게
되는 것이다. 또한 어원의 추적은 단순한 어원학적 분석의 문제가
아니며 그것은 생활방식을 재구성하는 것을 의미한다(Van Manen,
199/2000). 잊혀진 본래 의미를 발견하는 것은 그것을 현재의 삶
속에 끌어들여 새롭게 실천할 수 있는 기회를 제공하기 때문이다.
본 연구에서는 정신질환자의 희망체험에 대한 이해를 깊게 하기

위하여 '희망'이 가리키는 본래의 의미를 설문자전, 자전도해 등을
통해 심층적으로 조사하여 보았다.

(1) 希(희)

爻(사귈 효)자 아래에 巾(수건 건)을 받친 글자. 효(爻)자는 실
이 엇갈리어 된 무늬. 곧, 무늬와 수가 놓아진 천(巾)은 누구나 탐
내고 '바란다'는 뜻.

① 드물 희(罕也): 희소(稀少)하다. 적다. 稀와 통용.

② 성길 희(疏也): 사이가 뜨다. 드문드문하다.

③ 바랄 희(冀也): 희망하다. 기대하다.

④ 구할 희(求也): 요구하다. 꾀하다.

⑤ 영합할 희(迎合): 아첨하여 좇다. 비위를 맞추다.

⑥ 바라볼 희(望也): 와 통용.

⑦ 사모할 희(慕也): 앙모(仰慕)하다.

⑧ 고요할 희(無聲): 조용하다.

⑨ 빌 희(空也): 텅 비다.

⑩ 마찰할 희(磨也): 마찰하다

⑪ 흩어질 희(散也): 흩어지다

⑫ 그칠 희(止也): 그치다

(2) 望(망)

亡(도망 망)자 곁에 月(달 월)을 덧붙이고, 그 아래에 壬(우뚝
설 정)자를 받쳐 놓은 글자

우두커니 서서(壬) 달(月)을 보며 멀리 도망간(亡) 사람이 돌아
오기를 기다리고 '바란다'하여 그 뜻이 되었다.

① 바라볼 망(向遠處看)

-먼 곳을 바라보다.

-우러러보다.

-마주보다.

-망보다. 엿보다.

② 타랄 망(希也)

-기다리다.

-그리워하다.

-기대하다. 희망하다.

③ 전망 망(觀看): 시야에 들어오는 풍경.

④ 명성 망(名聲): 명예. 성가(聲價).

⑤ 희망 망(希望): 소원하다.

⑥ 책망할 망(責望): 또는 원망하다.

⑦ 비교할 망(比也): 견주어 보다. 方과 통용.

⑧ 창 망(窓口): 창문.

⑨ 이를 망(至也): 다다르다.

⑩ 제사지낼 망(祭也): 멀리서 제사지내다(산천, 해, 달, 별 등에게).

⑪ 꾀할 망(謀也): 도모하다. 꾀하다.

⑫ 접근할 망(近也): 접근하다.

⑬ 가득할 망(滿也): 가득하다.

권지용(1972)

일반적으로 희망은 '바란다', '기대한다'의 뜻으로 쓰이고 있지만, 위와 같이 현재 잘 쓰이지 않는 의미까지 모두 음미해 보면 희망의 여러 측면들이 나타남을 알 수 있다. '희소하다', '성기다'는 희망이 쉽게 이루어지는 일이 아님을 암시하고, '해, 달, 별에게 멀리서 제사지내다'는 초월자에게 향하는 희망의 속성을 나타내며 '요구하다' '꾀하다'는 희망을 행동화하는 적극성을 표현하고 있다. '시야에 들어오는 풍경', '접근하다'라는 의미는 현실적인 기대를 나타내고, '창문'은 희망으로 연결되는 통로이며, '다다르다', '가득하다'에서는 희망은 결국 다다를 수 있다는 것, 가득 채울 수 있다는 것 등 가능성을 암시한다. 또한 '텅 비다' '흩어지다'는 희망의 잡히지 않는 실체, 공허함의 역설적인 특성을 보여준다.

3) 속담 및 관용어구의 조사

관용어구나 속담에는 오랜 역사와 문화가 어우러져 있는 체험이 농축되어 있다. 즉 일상 언어는 매우 다양하고 풍부한 인간 경험이 저장되어 있는 거대한 저수지와도 같아 현상학적 분석의 원천이 된다(Van Manen, 1997/2000)

본 연구에서는 희망 현상과 정신질환자의 세계를 함축하는 관용어구를 속담사전을 중심으로 고찰하였고 주변에서 흔히 쓰이고 있는 말들을 수집하였다.

(1) 희망

속담에는 인간이 어떠한 곤경을 당해도 마지막 한 가닥의 희망이 남아 있다는 의미를 포함하고 있으며, 관용어구는 희망을 빛, 즐거움, 힘 등과 연관된 의미로 사용하고 있다.

① 빛이 보이다. 서광이 비치다.: 희망이 있다는 뜻

② 개똥밭에도 이슬 내릴 날이 있다: 역경에 처해 있는 사람도 좋은 때를 만날 때가 있다는 말.

③ 쥐구멍에도 볕 들 날이 있다.: 현재의 처지가 암담해도 좋은 날이 올 것이라는 기대. 몹시 고생하는 사람도 좋은 때를 만

나 운이 트일 날이 있다는 말.

④ 고생 끝에 낙(樂)이 온다 〔있다〕: 지금의 고생이 훗날 보답
을 받게 되리라는 말

⑤ 태산을 넘으면 평지를 본다.: 고생 끝에 낙이 온다는 말.

⑥ 하늘이 무너져도 솟아날 구멍이 있다: 아무리 어려운 경우를
당하더라도 해결할 수 있는 방법은 있다는 말.

⑦ 사람이 죽으라는 법은 없다.: 아무리 어려운 지경을 당해도
한 가닥 희망은 있다는 말

⑧ 희망이 있는 사람은 음악이 없이도 춤을 춘다.: 희망이 있으
견 만사가 흥겹다는 말

⑨ 젊은이는 희망에 살고 노인은 추억에 산다.: 젊은이는 앞날을 기
대하며 현재를 견뎌 나가고 노인은 과거를 회상하며 힘을 얻는
다는 뜻.

⑩ 상전이 벽해 되어도 비켜설 곳이 있다(북한 속담): 뽕밭이
푸른 바다가 된다 해도 비켜설 곳이 있다는 뜻으로 아무리
큰 재해가 닥치더라도 살아날 희망이 있다는 뜻.

(2) 정신질환자

정신질환자의 세계를 직접 표현한 글은 찾기 어려웠으며 비유적
인 말 속에 정신질환자(미친 사람)는 '도리를 모르고, 일을 망치
고, 더수선하고, 거칠다'는 등 부정적 의미가 많았으며, 긍정적으
로는 '열중한다'는 의미로 쓰이고 있었다.

① 거둥길 닦아 놓으니까 깍쟁이(미친년)가 먼저 지나간다.: 애써
서 이루어 놓은 공이 하찮은 일로 하여 보람 없이 되었을 때
이르는 말.

② 미치광이 풋나물 캐듯, 미친년 널뛰듯: 일을 아주 거칠게 한다

　는 뜻.

③ 미친 중놈 집 헐기: 당치도 않은 일에 어수선하고 분주하게
　떠들거나 날뛴다는 뜻.

④ 미친 체하고 떡판에 엎드러진다.: 도리를 잘 알면서도 눈 딱 감
　고 욕심을 부린다는 뜻. 미친다는 것은 도리를 모른다는 뜻을
　내포함.

⑤ 미친년이 아이를 씻어서 죽인다.: 좋은 짓도 지나치게 자꾸
　되풀이하면 해롭게 됨을 비유하는 말로 미친 사람은 정도를
　가늠하지 못한다는 의미를 내포함

⑥ 미친개 눈에는 몽둥이만 보인다.: 한 가지 일에 열중하면 모
　든 것이 그것 같이 보인다. 미친다는 것은 열중한다는 의미
　를 지닌다.

4) 문학과 예술작품에 나타난 희망의 경험

　모든 문학·예술 작품의 원천은 인간의 경험적 생활세계이며,
이들 작품에는 인간 경험의 다양성과 가능성이 압축되고 초월된
형태로 표현되어 있다. 따라서 문학이나 여러 가지 형식의 이야기
들과 예술작품들은 현상학자가 실천적인 통찰을 증가시키기 위한
경험의 원천으로서 역할을 한다(Van Manen, 1997/2000). 소설 등
여러 형식의 이야기들은 세상에 흔히 있을 수 있는 인간의 경험뿐
만 아니라 우리가 일상적으로 만나기 어려운 특별한 경험들도 제
공한다. 따라서 이러한 이야기들을 통해 창조된 가능한 세계의 경
험은 우리의 실존적 경관의 범위를 넓힐 수 있게 해 준다.

　본 연구에서는 정신질환자의 체험세계를 다룬 여러 부문의 작품-
영화, 소설과 전기, 환자와 가족의 수기와 작품들, 예술작품 등-을

광범위하게 감상하여 정신질환자의 희망의 본질에 대한 현상학적 통찰을 깊게 하고자 하였다.

(1) 영화와 소설

정신질환자의 경험세계를 소재로 한 소설과 영화 작품을 찾아 본 결과, 여러 작품에서 사회의 구조적 모순이나 현대인의 소외, 극단적인 불안, 범죄, 파괴성 등을 다루기 위해 정신질환자를 등장시키고 있었으나 정신질환자의 직접적인 경험세계를 표현하고자 한 작품은 찾기 어려웠다. 본 연구에서는 비교적 환자들의 체험세계를 잘 그려냈다고 생각되는 작품을 중심으로 환자들의 희망체험을 찾아보고자 노력하였다. 분석에 활용된 영화는 『샤인』, 『내 책상위의 천사』, 『까미유 글로델』과 『처음 만나는 자유』, 『뻐꾸기 둥지 위로 날아간 새』, 『베티블루』, 『슬링 블레이드』 등 7 작품이며, 이 중 『샤인』, 『내 책상위의 천사』, 『까미유 글로델』은 실제 인물의 삶을 바탕으로 한 작품이다. 소설은 『상실의 시대』, 『베로니카 죽기로 결심하다』, 『누런 벽지』, 『적의 화장법』, 『세월』, 『카리아티드』 등 6작품이다.

정신질환자들을 소재로 한 영화는 평범한 사람들의 잔잔한 이야기보다는 보통사람들이 경험하기 힘든 정상적인 범위를 벗어난 극단적인 경우의 이야기가 대부분이었고, 소설의 경우 내적 갈등과 혼란, 전환과 새로운 자아의 구성에 초점을 둔 이야기가 많았다.

(2) 전기 및 자서전에 기술된 희망

전기, 자서전, 개인의 인생사 등은 모두 경험 자료의 풍부한 공급원이다.

본 연구에서는 '정신분열병 환자의 희망'으로 알려진 노벨상 수상자 존 내쉬의 전기 『뷰티풀 마인드』와 질병과정과 회복 경험의 생생한 기록으로 유명한 『정신분열병 소녀의 수기』, 여자환자가 발병과 재발의 과정을 겪으며 여성으로서의 삶을 살아가는 과정을 진솔하게 그려낸 수기 『마음의 병을 앓는다는 것은 어떤 것?』, 그리고 정신과 의사인 아버지가 딸의 투병과정을 지켜보며 함께 쓴 자전적 가족 수기 『천국에는 새가 없다』, 봉사자로서 정신장애인과 결혼하여 아내로서의 겪어 낸 남편과 삶을 그린 『종수 이야기』 등, 5편을 분석하였다.

(3) 환자의 문예 작품에 표현된 희망

Y정신병원의 병원지 『등불』의 1990년 창간호부터 1997년까지의 전 호를 검토하여 환자들의 수기, 수필, 시 등 작품을 읽고, 희망체험과 관련된 텍스트를 분리하여 분석하였다. 그 밖에 우리나라 정신장애인 극복수기 공모 당선작모음집을 검토하였고, 1980년부터 2001년까지 Schizophrenia Bulletin에 실린 일인칭 수기를 고찰하였으나 분석 자료에 포함시키지는 않고 대상자들의 세계를 이해하기 위한 자료로 참고하였다.

(4) 예술작품에 표현된 희망

예술가의 작업은 자신의 체험을 형상화하는 일이며, 예술 생산물은 어떤 의미에서 초월된 형상물로 변형된 체험들이다. 예술적 표현은 세계 속에서 어떤 사건을 단순히 재현하거나 모방하는 것이 아니며 반성적 행위 속에서 경험을 초월한 형태로 재창조되는 것이다.Van Manen, 1997/2000). 좋은 예술작품은 인간의 근원적인 심성을 담아내고 있어서 본질적인 체험을 탐구하는 현상학적 분석의 풍부한 원천이 될 수 있다. 본 연구에서는 정신질환을 경험한 우명 화가의 병중이거나 회복기에 완성된 작품 13편, 미술 치료 중에 그린 환자의 작품 5편, 정신병원의 사생대회 입상작 2편 등 20편의 작품을 감상하여 정신질환자의 희망과 관련된 주제를 찾아보았다.

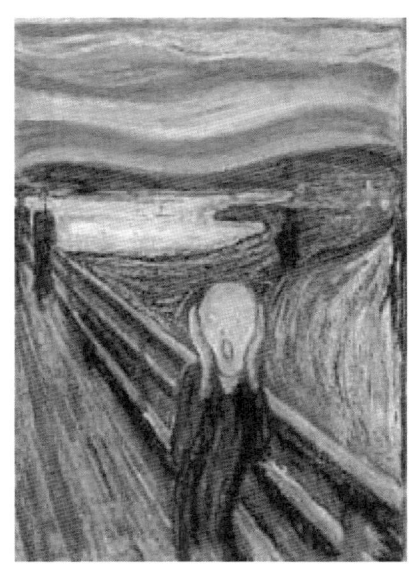

작품1 <뭉크: 절규>

작품1

뭉크의 작품에서는 항시 사랑, 죽음, 불안 등이 내재되어 나타나고 있다. 이 작품에서는 특히 정신분열에 대한 두려움을 고백하고 있다. 두 손으로 귀를 막고, 눈과 입을 크게 열고 있는 것은 두려움을 체험하는 몸의 절규를 보여주는 것이다. 강렬한 색채의 대비는 상호관계에 의한 다이내믹한 효과를 보여주는데, 붉은 구름은 황혼의 빛남과 동시에 공포의 화면을 나타낸다.

작품2

뭉크의 근원적인 의문이나 불안이 이와 같은 일련의 작품을 창작토록 하였다. 공허한 듯 하면서도 무엇에 의미를 찾으려는 듯 기묘한 눈을 크게 뜨고 정면을 응시하고 있는 검은 옷을 입은 군상(群像)의 표정은 불안을 나타내고, 산과 들에서의 곡선적 효과는 불안한 감정을 더욱 강하게 느끼도록 한다.

불안을 느끼게 하는 공간과 불안을 체험하고 있는 몸을 잘 표현하고 있다.

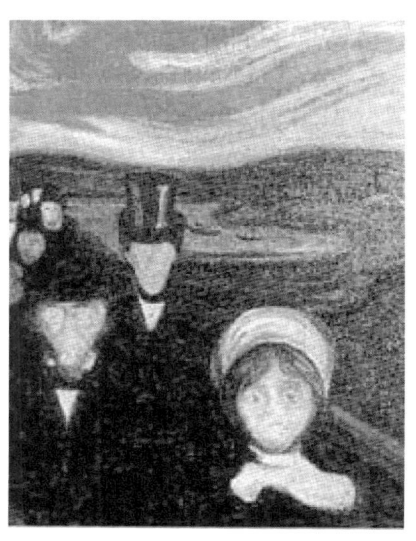

작품2 <뭉크: 불안>

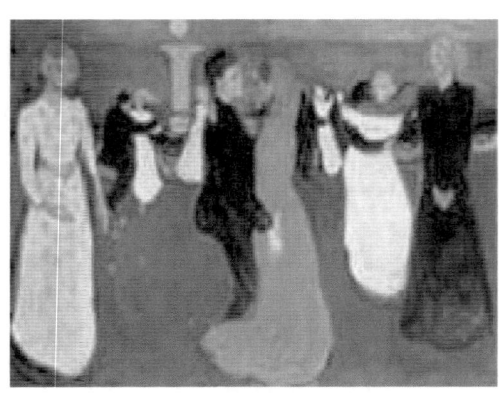

 # 작품3 <뭉크: 생명의 춤>

 # 작품3

사랑과 죽음을 바탕으로 하는 그의 내면적 체험의 심성을 표현한 것이다. 뭉크는 여인의 상을 꿈꾸는 여인, 삶을 갈망하는 여인, 체념하는 여인의 세 가지로 형상화하였는데, 이 그림에서 묘사된 여인들의 몸을 통해 생명의 기쁨과 슬픔을 진지하게 다루고 있다. 매월 6월 23일마다 개최되는 하지제(夏至祭)의 무도회에서 느낀 것을 시도한 것으로서 인물의 대담한 배치, 색채의 강렬함, 해안선을 통해 나타난 강직함은 생명감이 충만하다.

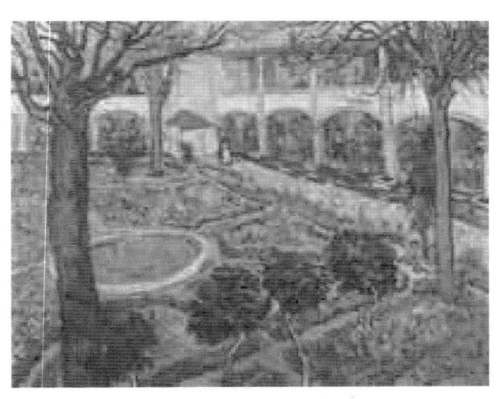

#작품4 <고호: 아를의 精神病院 정원>

 # 작품4

"이것은 지금 내가 입원하고 있는 생 레미의 요양소의 조망이다. 오른쪽에는 병원의 벽과 회색의 테라스, 꽃이 저버린 무성한 장미의 덩굴, 왼편 뜰의 지면에는 홍다색 태양이 타고 있는 소나무의 낙엽으로 어우러지고 있다. 뜰의 경계에는 커나란 소나무가 몇 그루 심어져 둥치도 가지고 홍다색으로 물들어 있지만, 잎의 초록에는 검은색이 섞여 있어 뭔가 슬픈 느낌이 든다" 고호는 이렇게 친구 베르나르에게 이 그림에 대한 설명을 하고 있다. 병원에서 폐쇄된 채 둘러싸인 상태 그리고 그 둘러싸인 속에서 타오르는 마음, 그런 것을 상징하는 듯한 화면이다. 거의 대부분은 평탄해야 하는 지면이나 테라스까지도 일렁거리며 동요하고 있다. 고흐는 소나무를 '검은 거인'이라 부르고, 실제의 정경 인물에 대조시키고 있다. 그 점에서도 그의 마음을 읽을 수 있을 것이다.

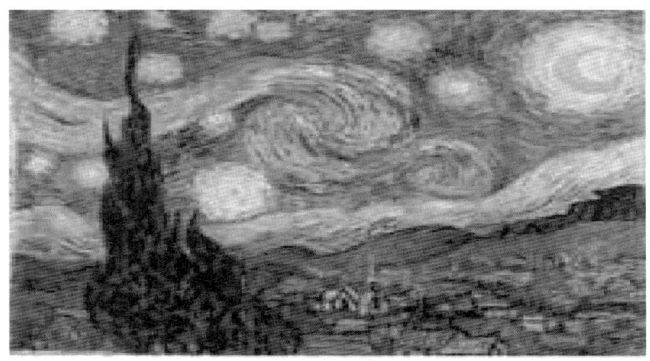

작품5 <고흐: 별이 빛나는 밤>

작품5

생 레미의 정신병원 창문을 통해 바라본 밤하늘의 풍경이다. 별들이 소용돌이를 이루고, 모든 것이 구심적인 운동과 통일된 움직임을 나타내는 장대한 밤의 하늘은 자연과 사물의 내면을 만나는 서정성과 신비성을 나타내고 있다. 이러한 별의 역동성은 무한한 자유와 희망을 지향하는 그의 정신을 보여주고 있다.

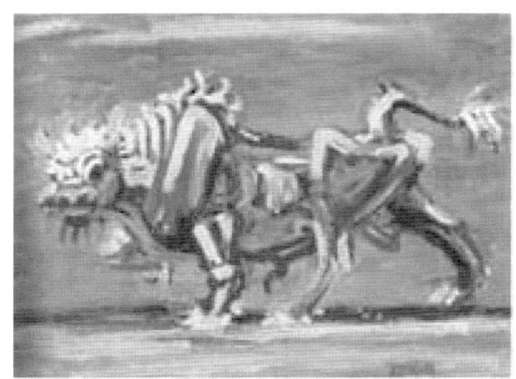

작품6 <이중섭: 소>

작품6

소는 중등 과정부터 즐겨 그리던 그림의 소재였다. 소를 통하여 자신의 감정은 물론 소로 상징되는 민족과 현실에 대한 자신의 느낌을 그렸던 것으로 보인다. 자신을 돌봐준 의사에게 선물한 이 그림은 그의 배려로 건강하게 되었다는 감사의 마음을 평정한 모습의 소를 그려 전달함으로서 표현한 것으로 보인다. 온전한 신체에 대한 희망을 엿볼 수 있다.

작품7

가족을 그린 그림들에서 느껴지는 공통점은 경쾌함이다. 가족이란 화기애애함이 넘치는 인간관계임을 강조한 것이라 여겨진다. 특히 이 그림을 재빨리 완성해 이런 느낌이 더더욱 강조되었고, 그럼여도 등장인물의 개

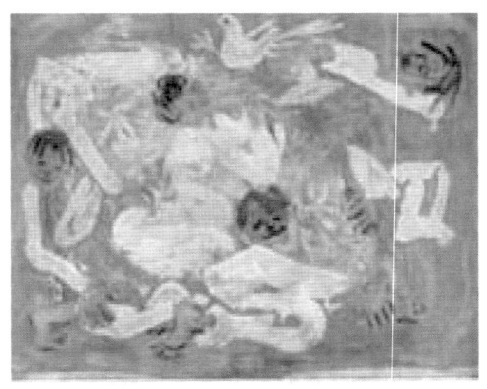

작품 7 <이중섭: 가족과 비둘기>

별 특징이 또렷한 것이 큰 특징이다. 가족과 어울려 살고 싶은 간절한 소망을 담고 있다.

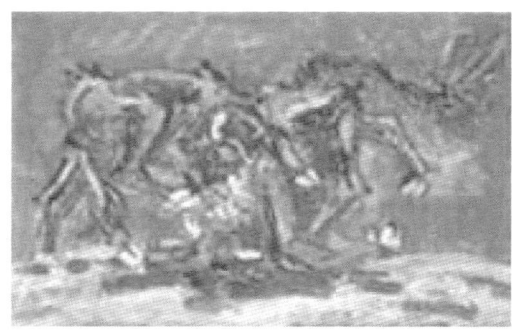

작품8

서로 싸우는 두 마리의 소 중에서 오른쪽 소가 패해서 완전히 넘어지려고 하고, 왼쪽의 소는 앞다리와 뒷다리를 각각 상대방에게 올려놓았다 싸움이 바야흐로 끝나려는

작품8 <이중섭: 싸우는 소>

광경이다. 진소도 이긴 소도 모도 몰골이 형편없어서 싸움이란 이렇게 허무한 것이라고 말하는 것 같다. 세상과의 싸움으로 소진된 신체상을 엿볼 수 있다.

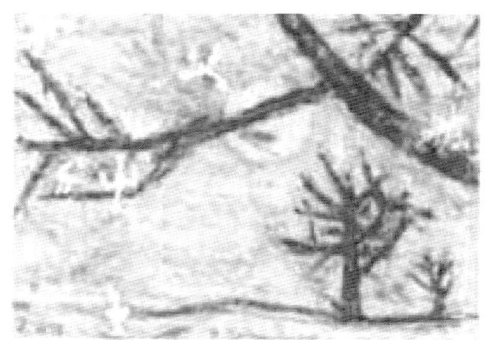

작품9 <이중섭: 나무와 달과 하얀 새>

작품9

이 그림은 서울로 가서 병원을 오가던 그가 다소 안정을 되찾아 정릉에

머물던 시기에 그려졌다. 잎이 져버린 나무와 눈이 겨울임을 가리키는데 크레파스를 그어 마련한 거칠거칠한 질감은 강한 생명력을 보여준다. 나무를 중심으로 여러 가지 상태로 등장하는 새들을 서로 긴밀하게 연관시켜 춥고 배고픈 겨울을 나겠다는 의지가 보이는 것 같다. 새는 보편적으로 평화와 자유의 상징이며 인간의 꿈을 대신 실현시키는 동물인데, 어려운 상황에서 날아다니고 있는 새는 자기 자신이 처한 상황의 표현이기도 하다.

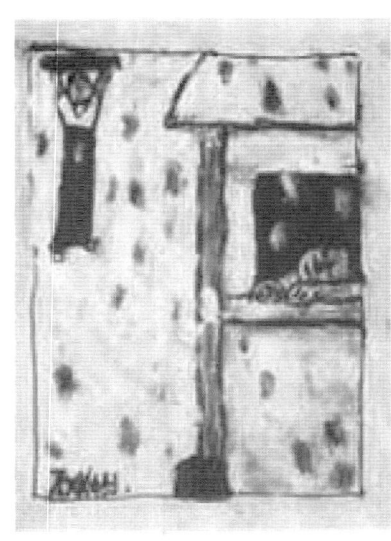

작품10 <이중섭: 돌아오지 않는 강>

작품10

왼쪽 위에는 머리에 물건을 인 여자가 눈이 내리는 속에서 화면 앞으로 오는 듯하다. 오른쪽 거의 절반을 차지한 집의 창가에는 한 남자가 팔을 괴고 얼굴을 옆으로 두고 있다. 검게 표현되었지만 눈이 내리고 있는 것으로 여겨진다. 화면의 전체에 물감이 칠해지고 남자가 고개를 들고 있으며, 하단에 담을 설정해 흰 새를 올려놓고 있다. 돌아올 것 같지 않은 아내를 기다리는 간절한 소망을 그린 것 같다.

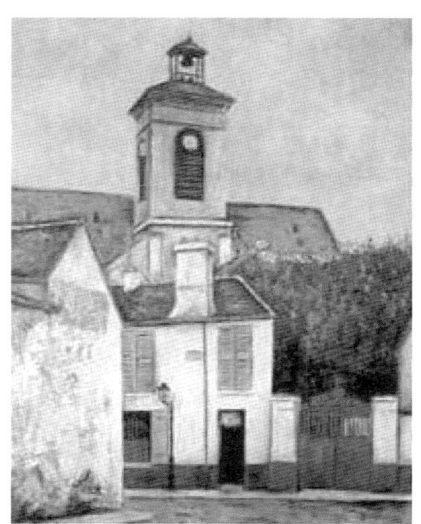

작품11

교회 즉 '신의 집'에 끌리는 그의 무의식적이면서도 어쩔 수 없는 갈망은 기도를 올리기 위해서만 찾아 드는 보잘 것 없는 교회를 그리도록 하였다. 종각에 매달린 검은 종(鐘)은 서정시와 같은 아름다움으로 무한한 공감대를 형성하고 있는데, 신과의 연결점, 즉 간절한 기도의 응답을 함축하고 있는 듯 하다.

작품11 <위트릴로: 생 마르리트 교회>

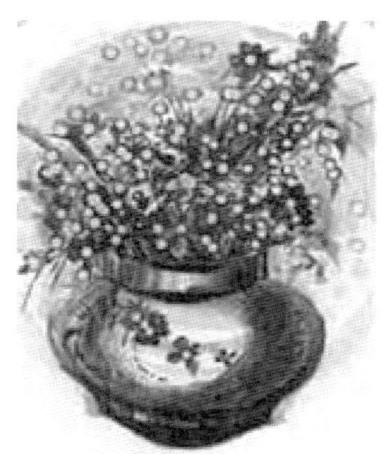

작품12

동그란 원이 유난히 눈에 띄고 밝고 강렬한 색채가 청명한 하늘 아래 활짝 핀 꽃을 연상케 하는 아름다운 그림이다. 깊은 잠에서 용솟음쳐 나오듯 힘차고 싱그러운 사랑을 묘사하고 있다. 어둠과 밝음의 교차 속에 작은 사랑이지만 한없이 갖고 싶은 소망을 나타내고 있다.

작품12 <환자B: 이름모를 꽃>

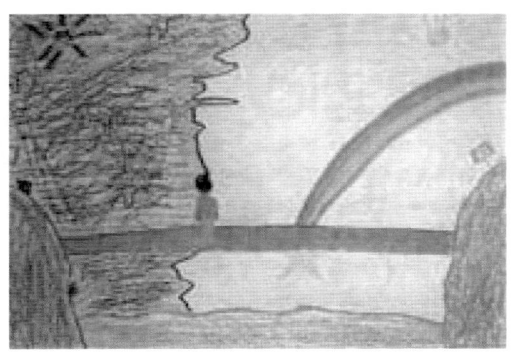

작품13 <환자A: 다리위의 그림>

작품13

　환자의 왼쪽 면은 어둡고 암울한 미래가 펼쳐지며 오른 쪽은 밝고 희망적
인 미래가 있는데 환자 자신은 어디로 가게 될지 모른다고 한다. 그러나 그
림에는 어두운 면보다 밝은 면이 더 많이 차지하고 있다는 지적에 "그렇군
요"라고 미처 인식하지 못했던 것을 시인한다. 자신도 인식하지 못하는 희망
을 품고 있는 것이다.

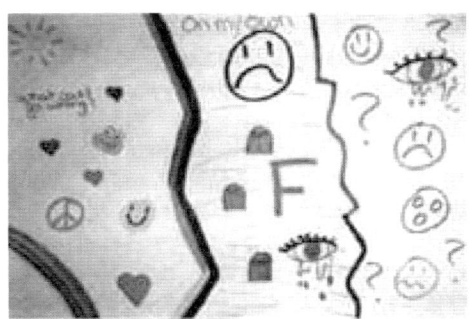

작품14 <환자A: 과거 현재 미래>

작품14

　환자는 과거의 행복했던 시간을 "무엇이 잘못될 수 있었을까?(What could

go wrong?)"이라고 회상하고 있다. 그곳에는 무지개가 있고 사랑이 있다. 그러나 지금의 기분은 슬프고 좋지 않다. 미래에 대해서는 어떻게 될지 모른다. 좋을 수도 있고 나쁠 수도 있다. 환자는 최악의 현재보다는 나은 미래에 대한 기대를 표현하고 있다.

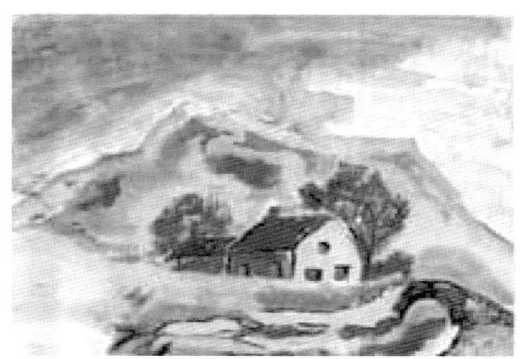

작품15 <환자C: 내일이 있는 집>

작품15

땅거미가 서서히 내리기 시작하는 저녁 무렵, 추운 겨울에 따사롭고 한가로이 서 있는 시골집 풍경이다. 제목에서도 알 수 있듯이, 앞으로 편안하고 넉넉한 마음의 여유와 밝고 건강한 삶을 바라는 환자의 마음이 나타나 있다.

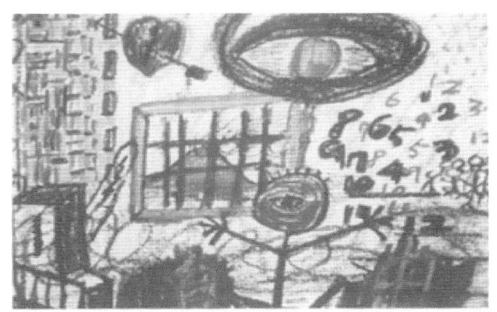

작품16 <환자E: 나의 세계>

작품16

환자는 벽에 있는 눈은 언제나 환자를 죽이려 하고 감시하는 눈이라고 한다. 무의미한 글자들은 낭비된 텅 빈 시간을 보여주고, 자유를 갈망하는 듯 '자유'라는 글자가 눈에 띈다. 전반적으로 불안하고 절망적인 환자의 상황을 보여주지만, 후지 산이 보이는 창문과 벽에 그려진 큐피드의 화살에서 희망을 읽을 수 있다.

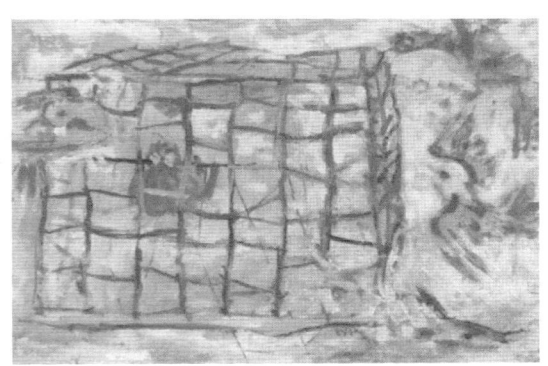

작품17 <이중섭: 새장에 갇힌 파랑새>

작품17

새장 속의 파랑새는 자신의 모습을 상징하는 듯하고 새장 밖의 새는 자신의 모습을 안타깝게 바라보는 가족들을 의미하는 듯하다. 병과 가난, 세상의 굴레들을 벗어나지 못하는 자신을 표현한 듯하다.

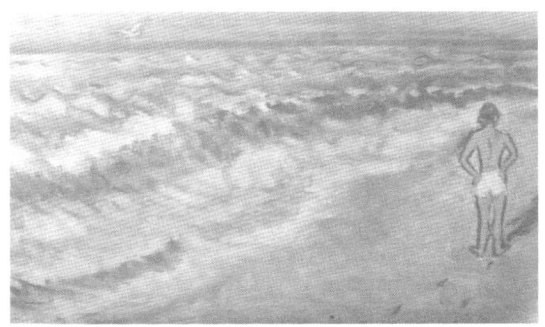

#그림18 <환자D: 해변에서>

작품18

　환자는 옷을 벗고 신발도 신지 않은 채 해변에 서 있다. 바다의 파도는 폭풍이 오고 있음을 암시한다. 그는 허허 벌판에 홀로 서서 보호해 주는 이 없이 다가오는 시련을 응시하고 있다. 그러나 한 마리의 갈매기는 희망을 암시한다.

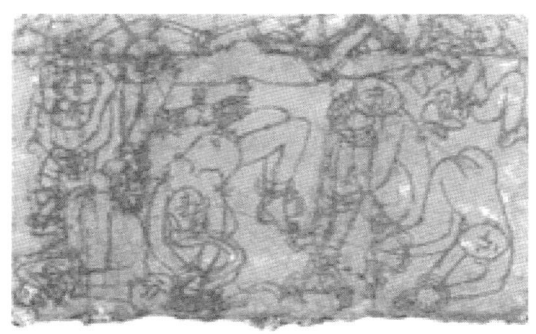

#그림19 <이중섭: 묶여있는 사람들>

작품19

이 작품은 이중섭의 병이 심하던 무렵 그려진 것이다. 작품은 어둡고 완성도는 떨어진다. 그러나 손발이 묶여 있는 사람들의 모습은 병으로 억압된 신체상, 자유를 박탈당한 모습을 처절하게 그려내고 있다.

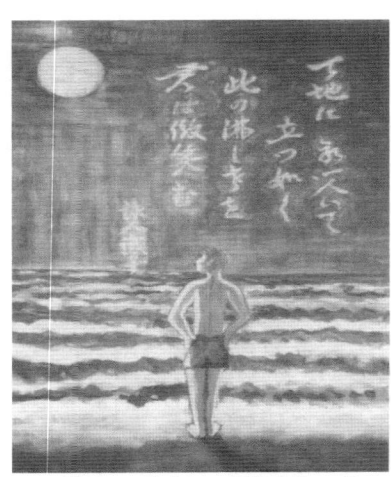

그림20 <환자D: 달빛 아래 고독>

작품20

"달만이 미소를 보내는 가운데, 나는 깊은 고독을 속에 홀로 서있다. 온 세상에서 나는 오직 혼자이다."라고 환자는 표현하고 있다. 달빛은 희미한 희망의 빛이기도 하고 환자자신의 상(像)이기도 한다.

5) 참여자들에 의해 체험된 희망

(1) 자료 수집 방법과 기간

　연구 참여자의 체험은 심층면담을 통하여 수집하였고, 자료의 수집 기간은 2000년 11월에서 2002년 7월까지였다. 참여자와의 면담은 2000년 11월에서 2001년 8월까지 집중적으로 이루어졌으며, 그 후 2002년 7월까지 주 참여자 2인은 간헐적으로 면담을 계속하였다. 영화와 소설 전기, 회화 등에 대한 자료는 틈틈이 수집하였고 2002년 6월부터 집중적으로 감상하고 분석하였다.

　참여자와의 심층면담은 1인 당 3회에서 9회까지였고, 1회 면담 시간은 30분에서 2시간 정도 소요되었다. 면담 장소는 서울대학교병원 정신과 외래의 면담실, 국립정신병원의 작업요법실, 연구자의 연구실 혹은 공원, 카페 등, 참여자가 편안해 하는 곳으로 선택하여 정했다.

　첫 면담 시 연구의 목적과 방법을 설명하고 연구 참여의 동의를 구했다. 면담의 초기에는 신뢰와 친밀감을 형성하기 위하여 일상적이고 공유할 수 있는 생활에 관한 이야기로 시작하였고, 참여자가 편안하게 자신을 노출하는 정도에 따라 병을 앓으면서 경험한 고통, 병과의 싸움, 가족과의 관계에 대한 느낌, 자신의 앞날에 대한 생각, 인생에 대한 관점, 희망의 느낌 등을 심층 면담하였다.

　면담 후 면담 시 참여자의 태도와 반응, 연구자의 느낌을 기록하였고, 녹음된 내용은 가능한 빨리 필사하여 분석하였다. 녹음된 내용을 반복하여 들으며 스토리와 핵심적인 주제, 필요한 추가 질문 등을 정리하였고, 다음 면담시간에 대략의 스토리와 핵심적인 주제를 요약하여 확인하였다.

(2) 연구 참여자

가. 연구 참여자의 선정기준

연구 참여자는 탐구하고자 하는 현상을 체험하고 풍부한 정보를 나누어 줄 수 있는 대상자여야 한다. 만성정신질환자의 희망 체험의 본질을 밝히려는 본 연구의 목적에 따라 다음의 기준으로 참여자를 선정하였다.

정신분열병이나 양극성 장애 환자로 정신과 의사에 의해 진단받은 지 2년 이상, 2회 이상의 재발 경험과 1회 이상 정신과 병동에 입원했던 만성정신질환자로 정신과 외래나 낮 병동을 통해 질병관리를 하고 있는 재가 환자로 선정하였다. 또한 연구 참여자는 자신의 질병과정을 되돌아보면서 반성(reflection)하여 적절하게 표현할 수 있어야 하므로 일반적 수준 이상의 병식이 있으며 대화나 글을 통한 의사소통을 원활하게 할 수 있는 성인 환자로 하였다.

나. 연구 참여자의 소개

연구 참여자는 지역사회에서 살고 있는 만성정신질환자로서 본 연구의 목적을 이해하고 연구의 참여를 허락한 환자로서 모두 9명이다. 이중 3명은 서울대학교 병원 외래에 통원하고 있는 환자로서 주치의를 통하여 소개받았고, 5명은 국립 서울 정신병원 낮병동에 통원하고 있는 환자로서 역시 주치의를 통하여 소개받았다. 나머지 1명은 지역사회에서 소개받았다.

이들의 질병기간은 1명은 3년이었고 다른 환자들은 13년에서 27년으로 다양하였다. 진단명은 2명이 양극성 장애였고 7명은 정신분열병이었다. 이들은 모두 언어적으로 원활하게 자기를 표현할 수 있었고, 일부 망상이 남아 있기도 했지만 병식을 가지고 있었다. 교육수준은 고졸이상 대졸이었고, 종교는 기독교가 4명, 가톨릭 1명, 불교 1명, 무교 3명이었다. 성별은 여자는 3명, 남자는 6명이었고, 이중 한 명의 참여자는 결혼하여 자녀를 두고 가정과 직업을 유지하고 있었고, 한 참여자는 이혼하여 부모님과 살고 있었으며, 다른 참여자들은 미혼 상태였다.

다. 연구 참여자에 대한 윤리적 고려

모든 질적 연구에서 연구 참여자에 대한 윤리적 고려는 매우 중요하지만, 정신질환자를 대상으로 할 경우 더욱 세심한 배려가 요구된다. 비밀보장에 대한 약속을 하고 연구 참여 동의를 얻는 것 외에도, 연구자는 참여자가 면담 과정에서 경험할 수 있는 심리적 스트레스를 다룰 수 있는 능력과 자신감이 있어야 하는데 (Frank, 2000; Patton, 1989), 정신질환자의 경우 자신의 삶을 드러내는 과정에서 더 쉽게 스트레스를 느낄 수 있기 때문이다.

본 연구에서는 연구의 목적과 연구 결과의 보고 방식, 면담의 내용의 녹음에 대하여 자세히 설명하였고, 자료는 연구 목적 이외에 사용하지 않으며 참여자의 권리와 개인정보는 보호됨을 약속하였다. 부모가 보호자인 3인은 전화로 부모의 동의를 얻었고 그 밖의 6인은 주치의와 함께 구두로 본인의 동의를 받았다. 참여자들에게 면담과정에서 심리적 부담을 느낀다면 언제든지 면담을 중지할 수 있다는 것을 알려주고 자발적으로 참여하도록 하였다. 또한 연구자 자신은 숙련된 면담자로서 참여자의 심리적 요구에 민감하게 반응하고, 참여자가 편안하게 자신의 이야기를 할 수 있도록 배려하겠다.

　본 연구에서 쓰인 참여자 이름은 모두 가명을 사용하였으며, 문
학예술 작품의 경우, 정식으로 출판된 자료는 출판된 본명을 사용
하였고 Y 병원지에 수록된 환자의 작품은 병원지에서 사용한 가
명을 그대로 사용하였다.

3. 체험 자료의 분석

　자료의 분석은 **Van Manen(1997/2000)**이 제시한 방법에 따라
이루어 졌다. 본 연구의 본질적 주제를 결정하기 위하여 우선, 필
사된 면담자료를 반복하여 읽고 녹음을 들으면서 의미 있는 진술
을 찾아내는 텍스트 분리 작업을 하였다. 이때 기술된 체험의 기
본적 주제나 전반적 의미를 파악하는 전체론적 접근과 특별히 눈
에 띄는 구절에 초점을 두고 의미를 찾는 선택적 조명법을 함께
사용하였다. 다음은 분리된 텍스트를 반복하여 읽으며 언어가 말
하고자 하는 의미를 반성적으로 탐구하여 주제진술을 찾아냈고,
"과연 이것이 주제의 속성인가?"하는 물음을 계속하면서 우연적
주제를 구별하여 제외시켰다. 이러한 과정은 문학예술 작품의 분
석에서도 함께 이루어 졌으며 주제적 진술들은 언어적 변형을 통
해 이야기로 재구성되었다.

　참여자의 체험, 영화와 소설, 전기 및 자서전, 환자의 수기와 문
예작품은 생활세계의 4 실존체-체험된 몸(Lived Body), 체험된
공간(Lived Space), 체험된 시간(Lived Time), 체험된 인간관계

(Lived Other)-를 중심으로 체험의 본질을 분석하였으며, 어원, 속
담 및 관용어구, 예술작품의 내용은 희망 본질적 주제의 탐구를
위하여 참고하였다. 자료의 분석과정에는 "정신질환자의 희망체험
의 본질은 무엇인가?"하는 현상학적 질문을 계속하면서 해답을 얻
도록 노력하였다.

4. 해석학적 현상학적 글쓰기
(Hermeneutic Phenomenological Writing)

글쓰기는 탐구하고자 하는 대상의 생활세계 속에 있는 사물들이
말하는 언어에 집중하면서 그들과 끊임없이 대화하고 의미를 찾고
반성하는 순환적 과정이며, 다시 생각하고 다시 인식하면서 계속
해서 고쳐나가고 의미를 두텁게 쌓아 가는 작업이다. 이러한 글쓰
기 작업을 통하여 진실에 접근하게 되고 체험의 실존적 구조를 발
견하게 된다.

본 연구의 탐구 주제인 만성정신질환자의 희망의 의미를 체험된
대로 드러내기 위하여, 참여자들에 의해 기술된 희망의 체험을 중
심으로 하여, 문학, 예술작품, 환자들의 작품과 전기 등에 표현된
희망의 의미들을 생각하고, 참여자들의 세계에 다시 들어가 의미
와 대화하는 과정을 반복하였다. 이러한 해석학적 순환 과정을 통
해 눈물겹고 아름다운 희망의 체험과정을 생생하게 기술하기 위하
노력하였다.

5. 연구의 엄밀성 확보

Lincoln & Guba(1985)와 Sandelowsky(1986)는 질적 연구의 평가기준인 엄밀성을 확보하기 위하여 신빙성, 적합성, 감사가능성, 확증성을 제시하였는데, 본 연구에서는 이 네 가지 기준에 따라 다음과 같이 연구의 엄밀성을 확보하려는 노력을 하였다.

첫째, 신빙성은 내적 타당도에 해당되는 개념으로 연구에서 발견한 현상이 얼마나 진실 된 것인가 하는 문제이며, 현상이 사실적으로 충실하게 해석되고 기술되었는지를 의미한다. 신빙성의 확보를 위하여 우선 연구자는 참여자들과 여러 차례의 면담을 통해 신뢰관계를 구축하였고, 민감성과 공감력을 가지고 참여자들의 이야기를 경청하였다. 그리하여 참여자로 하여금 생생한 체험을 솔직하고 편안하게 표현할 수 있도록 하였다. 면담내용은 모두 녹음되었고, 가능한 빠른 시간 내에 필사하여 해석하였다. 또한 면담내용을 요약하여 후속 면담 시 참여자에게 확인하였다. 연구의 서두에 연구자의 가정과 선이해를 미리 밝혀 둔 바 있는데, 연구의 전 과정을 통하여 이러한 가정을 인식하고 이로부터 중립적인 입장을 갖도록 노력하였다.

둘째, 적합성은 연구 결과를 다른 상황에도 적용할 수 있는지, 독자들이 자신의 경험에 비추어 의미 있게 받아드릴 수 있는지를 평가하는 기준이다. 적합성을 높이는 것은 자료가 풍부하여 현상의 많은 차원과 범주를 포함할 수 있다면 가능하다. 이에 따라 자료가 최대의 다양성(Maximum Variation)을 갖출 수 있도록 여러 면에서 서로 다른 세팅인 서울대학교 병원과 국립정신병원에서 참

여자를 구하였다. 체험 자료는 어느 정도 포화되었다고 생각될 때
까지, 여러 회에 걸쳐 충분한 심층면담으로 수집하였으며, 그 밖에
환자들의 수기와 작품, 전기, 문학작품, 예술작품, 영화 등으로부
터 다양하고 풍부한 자료를 수집하였다.

셋째, 감사가능성은 양적 연구의 신뢰도라고 할 수 있으며 자료
의 수집과 해석과정이 일관성 있게 이루어 졌는지, 연구결과의 도
출과정을 분명히 알 수 있는지를 말한다. 이를 위하여 모든 면담
은 연구자가 직접 하였으며, 연구의 과정은 자세히 기록하였고, 자
료의 분석은 정신과 전공 교수, 질적 연구 경험이 풍부한 간호학
자 3인에게 자문을 받았다.

넷째, 확증성은 객관성을 의미하는 데, 연구과정과 결과에 있어
서 편견을 배제하고 중립성 유지하는 것이다. 즉, 연구가 사실적
가치를 갖으며 다른 상황에서도 적합할 수 있고 감사가능성을 갖
는다면 객관적이라는 확증을 가질 수 있다. 본 연구는 이러한 평
가기준에서 어느 정도의 확증성을 확보하였다고 볼 수 있다.

V. 연구의 결과

: 만성정신질환자의 희망의 본질적 주제

1. 만성정신질환자의 희망체험의
해석학적 현상학적 반성

1) 영화와 문학작품의 분석

(1) 체험된 몸: 신체성

가. 창조적 자기표현을 열망함

창조적인 자기표현은 주로 문학이나 예술적 표현을 통해 드러난다. 흔히 광기는 천재성의 이면으로 인정되고 있듯이, 이러한 창조적 표현 욕구는 특히 천재 예술가들의 이야기에서 두드러지게 나타난다. 호주의 피아니스트 *데이빗 헬프갓*의 실화를 다룬 영화 『샤인』은 젊은 피아니스트의 정신질환으로 인한 좌절과 재기의 희망을 잘 보여주고 있다. 그는 피아니스트로서의 정상을 눈앞에 두고 정신질환으로 쓰러져 피아노 연주를 금지 당한 채 17년의 세월을 정신병원에서 보낸다. 마침내 정신병원을 나와, 피아노 연주를 하면서 그의 억압되었던 영혼은 자유롭게 분출된다.

다음은 영화 첫 장면에 시작되는 *데이빗*의 독백이다. 다소 혼란스럽지만 피아노 연주를 통하여 전하고 있는 생명력을 느낄 수 있다.

…… 요즘 난 많이 변했어, 정말 변했어, 변했어, 그리고 계속 변해,
그런데 표범 무늬도 변할까?
이건 너무 힘들어, 피나는 노력이 필요해, 정말 그렇고 말고,
빈칸을 채워야 돼, 조각들을 모아야 단어가 나오니까,
재밌어, 신기해, 신기해,
미안, 난 골칫거리야, 골칫거리, 게다가 젖었어, 여긴 사람 사는 데
가 아냐, 여기가 천국인가? 우린 천국을 만들어야 돼, 천국을 찾아야
된다고, 그래 우린 축복 받았어, 축복받았다고, 옛날엔 사람을 태워 죽
였잖아, 모비?
미안, 난 골칫거리야, 골칫거리, 난 데이빗이야, 데이빗 맘에 들어?
<u>생동감 있게, 살아있는 연주를 그게 중요해요, 그죠?</u>
<u>살아남아야 돼, 아무것도 파괴하지 않고, 숨쉬면서</u>…… 『샤인』

영화 『내 책상위의 천사』는 문학을 사랑하지만 생계를 위해 교사
생활을 하던 *쟈넷*이 정신분열증으로 의심되어 가혹한 병동생활을 하
던 중 그녀가 쓴 단편이 문학상을 수상하고 작가로서 재기하는 뉴
질랜드 작가의 스토리이다. 그녀는 "그 후 8년간 2백 번 이상의 전기
충격 요법을 받았다. 그때마다 매번 사형을 받는 기분이었다"라고
병원생활의 참혹성을 폭로하고 있다. 이러한 비인간적인 생활속에서
도 *쟈넷*은 글쓰기를 결코 포기하지 않고 견뎌내며, 8년 만에 마침내
정신병원을 나오게 된다. 극단적인 상황에서 그녀를 지탱하게 하는
마지막 힘은 글을 쓰는 것이었다. 그것은 글로 자기 자신을 표현할
수 있다는 믿음이며 가슴속에 살아있는 창조적 욕구를 만족시키려는
이끌림이라고 보인다. 영화 『처음 만나는 자유』의 주인공 *수잔나*가
보여주는 글쓰기에 대한 열망도 이와 비슷하다. 그녀는 병동에서의

일상을 매일 글과 그림으로 표현하는 데, 이렇게 자신을 표현하며 스스로를 돌아보는 시간이 자기치유의 경험이 된다.

영화 『까미유 끌로델』은 로댕의 연인이자 조각가였던 *까미유 끌로델*이 예술적 세계를 펼치는데 실패하고 서서히 미쳐가는 과정을 그린 영화이다. 고독과 가난 속에서도 예술혼을 불태워 작품을 만들었지만, 생명과 같은 작품들은 편견에 의해 세상에서 거절당하고, 결국 정신병원으로 들어가면서 예술가로서의 생도 마감된다. 이런 경우를 살펴볼 때, 창의성은 언제나 좋은 것만은 아니다. 자신을 표현하는데 자유롭지 못함을 느끼거나 자기를 표현했을 때 아무도 귀 기울여 듣지 않는다면 창의성은 우리를 고통스럽게 하고 병들게 까지 하기 때문이다(Glasser 1998). 예술적 열정이 끝까지 그녀를 지켜주지 못한 비극적 스토리이지만, 혹독한 현실 속에서 그 정도라도 버텨갈 수 있었던 힘은 예술적 표현 욕구였다고 할 수 있다.

소설 『베로니카 죽기로 결심하다』의 주인공 *베로니카*는 잊었던 피아노를 치면서 생명을 느끼고, 이런 생명의 느낌은 중증의 정신분열병 환자인 *에뒤아르*를 폐쇄된 자기세계 밖으로 나오게 한다. 부모로 인해 *에뒤아르*는 화가의 길을, *베로니카*는 피아니스트의 꿈을 접은 후, 미래에 대한 희망을 포기하고 자살을 선택하거나 자폐적인 세계에 스스로를 가두어 버린 환자였다.

이와 같이, 예술가들에게 있어 자신을 표현하는 재능인 예술은 광기의 원천이자 희망의 요소이기도 하다. Hatfield & Lefley(1993)도 회복된 여러 환자들의 사례를 통하여 예술적인 재능은 회복을 위한 귀중한 자원이 됨을 발견한 바 있다.

나. 자유로운 몸

몸이 자유롭다는 것은 머무르고 싶을 때 머무르고 가고 싶을 때 갈 수 있는 것, 또한 자기의 몸을 자신의 의지대로 통제하고 지배할 수 있는 것을 의미한다. 이러한 자유스러움이 타의에 의해서 제한되고 구속될 때, 좌절과 고통을 느끼며 이를 벗어나고자 애쓰게 된다.

영화 『처음 만나는 자유』에서 간호사가 밤중에 잠자는 환자들에게 "점검(check)!"라고 하며 회중전등을 비추는 데, 이때 불빛에 노출된 몸은 거미줄에 걸린 벌레처럼 무력해지는 것을 느낀다. 한편, 영화 『샤인』의 주인공 *데이빗*은 벌거벗고 수영하며 물장난치는 것을 매우 즐긴다. 엄격한 아버지의 통제 속에 유년시절을 보내고, 성인기 전반을 정신병원에서 보낸 그의 삶을 돌이켜 볼 때, 이렇게 벌거벗고 수영하는, 지극히 자유로운 몸을 체험하는 것은 생명의 구현이다. 또한 그에게 희망을 열어준 카페에서 그가 처음 연주한 「왕벌의 비행」은 마치 한 마리의 벌이라도 된 듯한 자유로움을 표현하고 있다.

그런데 이러한 자유로운 몸의 체험은 종종 스스로 포기했던 자유로울 수 있었던 가능성을 되찾는 전환을 통해서 이루어진다. 소설 『베로니카 죽기로 결심하다』에서 *베로니카*는 죽기 전에 마음껏 자유로운 몸을 체험해 본다. 항상 착한 딸로서 인식의 범주밖에 접어 두었던 몸의 욕구를, 할 수 있는 한 자유롭게 체험해 본다. 절정에 이르도록 자위행위를 해보고, 성(城)이 바라다 보이는 언덕에서 온몸으로 추위를 받아들이며 죽어간다.

여기 서 나가 밖에서 죽고 싶어요, 항상 내 눈앞에 있었지만 단 한번도 ㄱ-까이 가본적이 없는 류블라냐 성에 가보고 싶어요, 겨울에는 군

밤을, 봄에는 꽃을 파는 아줌마에게 할말이 있어요…… 눈 속을 걷고 싶어요, 그 지독한 추위를 느끼고 싶어요. 감기 걸리는 게 두려워 언제나 옷을 두둑이 입고 다녔거든요…… 내 얼굴위로 흐르는 빗물을 느끼고 싶어요, 내 마음에 드는 남자들에게 미소를 보내고…… 늘 존재했지만 애써 감추어 왔던 내 감정들을 아무런 부끄러움 없이 있는 그대로 드러내고……

『베로니카 죽기로 결심하다』

또한 베로니카의 죽어가는 과정을 지켜보며 세상으로 나가는 몇몇 환자들이 보여준 모습은 포기했던 자유로운 몸으로 돌아오게 되는 전형적인 사례들이다. 소설 『상실의 시대』에서도 주인공 레이코는 스스로 정신요양원에 자신을 가두어 두지만 돌보아 주던 환자의 죽음을 계기로 그곳을 떠나게 된다. 그런데, 레이코가 자유로운 몸으로 하려는 일은 정신요양원에 오기 전부터 할 수 있었던 음악 선생의 일이다.

직업도 남편도 없는 새로운 삶을 시작할 자신이 없다는 아주 추상적인 이유로 결국 이곳에 머물렀죠. 사실이에요. 저는 제 삶을 , 또다시 하나하나 습관을 들여야만 할 새 삶을 다시 시작할 의욕을 상실했었어요. 그러나 이제는 알게 되었죠……

『베로니카 죽기로 결심하다』

…… "내가 거길 나올 수 있었던 건 나오코와 당신 덕이에요. 만일 그런 게 없었더라면, 난 아마 일생동안 거기에 있게 되었을 거야…… 음대 다닐 때 친했던 친구들이 아사히가와에서 음악 교실을 하고 있어서 말이야, 도와달라고 2, 3년 전부터 성화였지만 추운 데 가는 게 싫다고 거절하고 있었어요. 당연하지 않아요. 겨우 자유로운 몸이 되어 가는 곳이 아사히가와라면 좀 엉뚱해요."

『상실의 시대』

영화 『뻐꾸기 둥지위로 날아간 새』는 자유를 포기한 듯 보이는 환자들에게 병원을 벗어나 세상과 부딪쳐 살아가도록 자유의지를 일깨우는 주인공을 통해 인간 존엄성의 회복을 역설하고 있다. 결국 주인공 *맥머피*는 전기충격을 받고 그의 몸은 식물상태가 되지만, 그의 영향으로 인디언 추장은 정신병원 탈출에 성공하여 자유의 몸이 된다. *맥머피*는 식물인간이라는 가장 자유롭지 못한 몸이 되는 극단적인 희생을 함으로서 세상에 자유로움의 희망을 전하고 있는 것이다. 영화 『처음 만나는 자유』에서 *리사*와 함께 병동을 탈출했던 주인공 *수잔나*는 다시 병동으로 돌아와 약 없이도 스스로 자기의 몸을 통제할 수 있는 자유를 얻은 후 세상으로 보내진다. 이는 자유로움의 다른 차원을 보여주는 것이라 할 수 있다.

반면, 주인공의 파멸로 독자들에게 고통과 절망을 주는 혼돈스런 이야기(Chaos Story)도 문학작품에서 흔히 볼 수 있는데, 여기에서의 주된 이슈도 자유의 추구와 연관된다. 이러한 스토리에서 자유가 좌절되었을 때 선택하는 죽음은 마지막 남은 자유의 추구라고 보인다. 정신분열증으로 자살한 작가 버지니아 울프의 의식세계를 묘사한 작품 『세월』과 스스로 통제할 수 없는 극단적인 정신분열 상태로부터 탈출을 시도하는 작품 『적의 화장법』에 그려진 주인공의 종말은 자기의 몸을 죽임으로서 자유를 추구하는 모습이다.

그는 그렇게 죽음이 닥칠 때까지 계속했다.
뭐라 설명할 수 없을 그 자살 행위를 목격한 증인들은 자세한 장면을 이렇게 증언하고 있다. 벽에다가 머리를 처박을 때마다 그 남자는 똑같은 고함소리로 자신의 동작에 박자를 맞추고 있었다는 것이다. 그가 외치던 소리는 이런 것이었다.
　　"자유! 자유! 자유!"　　　　　　　　　　『적의 화장법』

가능한 모든 선택을 앞에 두고 있다는 사실에는, 그리고 아무런 두려움이나 교활함 없이 그대의 모든 선택들을 고려해 보는 행위에는 커다란 위안이 담겨 있다. 그녀는 버지니아 울프를, 순결하고 착란적이며 일상의 삶과 예술의 불가능한 요구 사이에서 좌절감을 느낀 울프를 상상해본다. 버지니아 울프가 주머니에 돌을 넣고서 강물 속으로 걸어 들어가는 걸음걸이를 상상해본다. 로라는 계속해서 자신의 배를 문지르고 있다. 그것은 아마 호텔에 투숙하는 일만큼이나 단순할 수도 있어, 라고 그녀는 생각한다. 사실 그것은 호텔 투숙보다 더 간단할 수도 있는 일이었다.

『세월』

다. 전환: 새로운 의미를 체험하는 몸

전환은 지금까지의 자기가 아닌 새로운 자기로 변화하는 것이다. 새롭게 되는 것은 숨어있던 자기 생명의 본질을 만나는 경험이고 구속된 상태(captivity)*를 벗어나는 일이다. 새로운 자기는 새로운 의미를 추구하게 되므로 가야 할 길과 목적지가 다시 설정되고 삶의 흐름은 바뀌게 된다. 이러한 전환은 서서히 일어나기도 하지만 문학작품이나 영화에서는 아주 드라마틱하게 이루어지는 플롯을 보이고 있다.

영화 『뻐꾸기 둥지위로 날아간 새』에서 주인공 *맥머피*가 환자들을 탈출시켜 낚싯배를 타게 해주는 장면은 매우 인상적이다. 환자들은 자신을 정상인과 똑같이 대접해주며 낚싯대를 손에 쥐어 주고 인생을 즐기라고 말하는 맥머피의 열정으로 새로운 자기의 가능성을 경험한다. 병원으로 돌아 온 후, 그 환자들 중에 우직한 인디언 추장은 "나 자신감이 산 같아. 나하고 같이 여기를 나가자."라고 하며 정신병원을 탈출하게 된다. 이는 남자주인공 *맥머피*의 인간성

회복을 위한 투쟁과 희생을 지켜보며 새로운 자기를 인식하게 되고 새로운 삶의 이정표를 갖게 되었음을 의미한다. 이러한 극적인 전환은 영화 『처음 만나는 자유』에서도 잘 묘사되어 있다. 이 영화에서 주인공 수잔나에게 전환을 경험하게 되는 사건은 정신병원에서 퇴원한 데이지의 죽음이다. 죽음을 목격한 후 수잔나는 더 이상 죽음을 바라지 않게 된다. 그리고 마음을 열어 치료진의 도움을 구하고 마침내 세상 속으로 돌아가는 길을 찾게 된다.

> 당신이 혼란스러울 때 죽음은 탈출처럼 보일 것이다.
> 그러나 죽음을 본다면
> 정말 죽음이란 걸 안다면
> 어리석게도 죽음을 꿈꾸진 않을 것이다.
> 감정의 보호막이 한 꺼풀 벗겨질 때
> 성장하는 순간이 있을 것이다.
> 우린 스스로를 믿지 못해 비밀을 찾는다.
> 리사가 그리웠지만 삶은 훨씬 쉬워졌다.
> 생각은 통제하기 어렵다.
> 난 다시 감각을 찾기 시작했고
> 세상으로 돌아가는 길을 알게 됐다.
> 　　　『처음 만나는 자유』에서 수잔나의 독백

한편, 자신과 타인에게 상처를 주는 파괴적·공격적 행위를 일삼던 반사회적 성향의 리사는 수잔나와 서로의 상처를 직면시키는 통렬한 대화를 주고받으며 어둠 속에 은폐되어 있던 자신을 드러내고 전환의 가능성을 보여준다.

리사: 세상엔 상처를 주는 진실이 많아,
　　　아주 다양한 방식으로 드러난다고!
　　　그래서 난 궁금해, 내 진실을 왜 아무도 들으려 하지 않는 걸까?
　　　내게 창녀라던가, 우리 부모는 내가 죽길 바란다고 왜 아무도
　　　내게 말해주지 않지?
수잔나: 왜냐하면 너는 이미 죽었으니까,
　　　　네가 죽어도 아무도 상관하지 않을 거야, 너는 벌써 죽어 버
　　　렸으니까,
　　　　너의 가슴은 차가워, 그래서 너는 계속 여기로 (정신병원)
　　　돌아오는 거야,
　　　　네가 살아 있다는 것을 느끼게 해주는 곳은 여기뿐이니까,
　　　네가 불쌍해
리사: (통곡한다)

　　　　　　　　　　『처음 만나는 자유』

　소설 『베로니카 죽기로 결심하다』에서는 삶의 의욕이나 미래의
기대 없이 하루하루를 살아가던 요양원의 환자들(*마리아, 에뒤아
르, 제드카*)이 *베로니카*의 죽어가는 과정을 지켜보며 전환점을 맞
는다. *베로니카*는 자살기도로 심장이 일주일밖에 버티지 못한다고
선고받은 환자이다. 그토록 피아노를 아름답게 치는 젊은 여성이
죽음을 앞두고 있다는 사실은 그들에게 하나의 충격이다. 죽음에
의 자각이 그들로 하여금 살아있음 자체의 소중함을 인식하게 하
고, 삶의 욕망을 불러일으키는 반전을 맞게 한다. 이제 더 이상
도피하지 않고, 남들처럼 세상과 어울리고 맞서며 살아 갈 수 있
는 자신감과 용기가 솟아오르는 것을 느낀다. 진부한 일상에 속하
는 것들, 살아가면서 겪어야 하는 성가신 것들에서 고통스러운 것
까지도 삶을 풍부하게 채워주는 소중한 것으로 사랑하게 되는 자
기를 인식하면서, 이들의 삶은 새로운 목표를 향하게 된다.

······ 무엇보다 견디기 힘든 건 바로 이 생각이었어요. 저 곡들을 만드느라 작곡가들은 고통을 당했고, 저 아이는 자기가 곧 죽으리라는 걸 알고 있기 때문에 자신의 온 영혼을 바쳐 저 곡들을 연주하고 있어. 그럼 나는, 나 역시 언젠가는 죽을 목숨이 아닌가? 나 역시 내 삶이라는 음악을 저토록 열광적으로 연주할 수 있길 바라는데, 난 내 영혼을 어디다 내팽개쳐버린 것일까?······ 내 과거 어딘가에 내 것이기를 간절히 소망한 그 삶 속에 저는 집과 남편, 직업-해방되고 싶었지만 감히 그럴 용기가 없어 버리지 못했던-이 있던 그 순간의 포로가 되도록 제 영혼을 방치했어요······

"······ 제 영혼은 과거 속에 있었어요. 하지만 이젠 이곳에 있어요. 저는 다시 이 몸속에서 열기로 가득한 제 영혼을 느낄 수 있어요. 아직 무엇을 해야 할지는 모르겠어요. 제가 아는 건, 삶은 저를 다른 길로 나아가도록 부추겼지만 정작 제 자신은 그걸 원치 않았다는 걸 이해하는데 삼 년의 세월이 걸렸다는 거예요."

에두아르, 봐. 난 또 다시 태양, 산과 들, 그리고 삶의 고리 아픈 문제들끼-지 사랑하기 시작했어. 내 삶에 아무런 의미가 없다면, 그건 나 자신 이외의 그 어느 누구의 잘못도 아니라는 걸 인정하기까지 했어. 난 아직도 류블라냐 광장을 보고 싶고, 증오와 사랑, 실망과 근심, 진부한 일상에 속하지만 삶에 독특한 맛을 부여하는 단순하고 덧없는 그 모든 것을 느끼고 싶어······

······ 나 역시 내가 이 병원에서 무엇을 하고 있나 생각해봤어. 광장에, 다리에, 사람들이 사과를 하고 날씨에 대해 얘기하는 극장 앞 시장에 있는 게 훨씬 더 신날 거라고 생각했지. 물론 잊고 살았던 성가신 일들도 다시 시작해야겠지-납부해야 할 고지서들, 이웃들과의 옥신각신, 날 이해하지 못하는 사람들의 냉소적인 시선, 고독, 아이들의 불평. 하지만 그 모든 것이 삶의 일부라고, 그 조그만 문제들을 우리의 문제로 인정하지 않고 피하기보다는 적극적으로 맞서는 편이 결

국은 수고를 더는 일이라고 생각해. 난 오늘 전남편을 찾아갈 생각이야. 딴 뜻은 없고 오로지 그에게 고맙다는 말을 전하러. 어떻게 생각해?……

…… 난 삶을 다시 시작하고 싶어. 에뒤아르. 항상 저질러버리고 싶었지만 차마 그럴 용기가 없어 포기했던 실수들을 저질러가며. 공포가 다시 엄습해올 수도 있겠지만, 그걸로는 죽지도 기절하지도 않을 거라는 걸 잘 알고 있으니 기껏해야 날 지치게 하는 게 고작일 그 공포와 맞서 싸워가며. 난 새로운 친구들을 만나. 현자가 되기 위해 미치광이가 되는 법을 가르쳐줄 수도 있을 거야. 난 그들에게 모범적인 삶의 교본들을 따르지 말고 자신의 삶을, 자신의 욕망을, 자신의 모험을 발견하라고 충고할거야…… 앞으로 두 번 다시 변호사 일은 하지 않을 거야. 하지만 삶의 진실을 깨달았던 존재들에 대한 강연을 하면서 내 경험을 활용할 수는 있겠지. 그들이 남긴 글들은 모두 '살아라!' 이 한 마디로 요약할 수 있어……

…… 그리고 나 자신의 눈으로 삶을 바라보고 싶어.
이곳에 도착했을 때, 난 실의에 빠져 있었지. 이제, 난 미친 여자가 되었어. 그리고 그게 자랑스러워. 밖에 나가면, 난 다른 사람과 똑같이 행동할 거야. 슈퍼마켓에 가서 장도 보고, 친구들과 잡담도 나누고, 텔레비전 앞에서 소중한 시간을 낭비하기도 할 거야. 하지만 난 내 영혼이 자유롭다는 걸, 내가 꿈꿀 수 있다는 걸, 이곳에 들어오기 전에는 그 존재를 짐작조차 못했던 다른 세계들과 소통할 수 있다는 걸 이젠 알고 있어.

그런데 지난밤, 한 여자의 피아노 연주를 들었어요. 흔히 들을 수 없는 훌륭한 연주였죠. 음악에 귀 기울이면서, 저는 그 소나타, 그 전주곡, 그 아다지오들을 작곡하기 위해 고심했을 사람들을 생각했어요. 당시 음악계를 지배하던 사람들에게 그들이 만든 작품들-모두 유니크

한-을 선보였을 때, 그들은 분명히 정신 나간 사람 취급을 당했을 거예요! 난 누군가가 재정적 지원을 해주겠다고 나서기 전에 그들이 맞닥뜨려야 했을 생활고, 쓰디쓴 모멸감, 그들이 창조해낸 새로운 하모니에 아직 익숙하지 않은 청중들이 보냈을 야유를 생각했어요.

『베로니카 죽기로 결심하다』

이러한 전환의 경험은 소설 『상실의 시대』에서도 찾아볼 수 있다. 요양원에 입원해 있던 *레이코*는 자기에게 의지하는 *나오코*를 지극히 돌보아 주지만, *나오코*는 정신질환의 고통을 이겨내지 못하고 결국 자살에 이른다. *레이코*는 *나오코*의 죽음으로 자신의 삶의 의미를 돌아보게 되고, 비로소 요양원을 나서서 세상 속으로 돌아온다. 그리고 자신의 음악선생 일을 찾아서 길을 떠난다. 삶의 목표와 가야하는 길이 바뀌게 된 것이다.

"내가 거길 나올 수 있었던 건 나오코와 당신 덕이에요. 나는 나오코가 없는 그 장소에 남아있는 게 견딜 수 없었고, 토쿄에 나와 당신과 한 번 조용히 이야기할 필요가 있었어요. 그래서 거길 나온 거예요. 만일 그런 게 없었더라면, 난 아마 일생동안 거기에 있게 되었을 거야…… 음대 다닐 때 친했던 친구들이 아사히가와에서 음악 교실을 하고 있어서 말이야, 도와달라고 2, 3년 전부터 성화였지만 추운데 가는 게 싫다고 거절하고 있었어요. 당연하지 않아요. 겨우 자유로운 몸이 되어 가는 곳이 아사히가와라면 좀 엉뚱해요."

『상실의 시대』

(2) 체험된 공간: 공간성

영화나 문학작품 속에서 희망을 체험하는 환자들의 공간지각은 자유로움이고 자유로움 속에 전개될 가능성이다. 작품 속에서, 일상적인 세상은 자유로운 곳이고 정신요양원은 자유로운 세상에서 제외되는 공간이다. 따라서 병원을 탈출하는 것은 새로운 가능성을 향하는 것이다.

영화 『샤인』의 *데이빗 헬프갓*이 벌거벗고 헤엄을 치는 수영장은 정신병원과 대비되는 지극히 자유로움을 느낄 수 있는 곳이다. 또한 퇴원 후 피아노를 연주하게 된 카페는 형식에 매임 없이 피아노를 연주할 수 있는 자유로운 공간이다. 그는 수영장과 카페의 자유로움에서 평화를 느끼고 앞으로 나갈 힘을 얻는다.

영화 『처음 만나는 자유』에서 끊임없이 세상으로 탈출을 시도하는 *리사*, 요양원의 창고를 비밀집회 공간으로 만드는 환자들은 자유로운 공간을 추구하는 모습을 잘 보여주고 있다. 주인공이 정신병원으로 들어가는 것으로 영화가 종결되는 『카미유 끌로델』과 정신병원에서 세상으로 돌아오는 것으로 끝나는 『처음 만나는 자유』의 마지막 장면은 각각 절망과 희망으로 전개될 미래를 예고한다. 이러한 정신병원이라는 공간과 희망의 관계를 소설 『카리아 티드』에서는 "요양원으로 가는 길바닥에서 자신들의 희망을 다 소모해버리는 사람들도 있다는 것을 그는 알고 있었다."라고 기술하고 있다.

한편, 정신요양원이나 정신병원은 세상에서 도피해 안주할 수 있는 공간이기도 하다. 소설 『베로니카 죽기로 결심하다.』에서 요양원의 환자 *마리아*는 환자들의 병동 생활을 어항속의 고기로 비유한다. 어항 속 은 고기가 살 수 있는 적절하고 보호된 환경과

먹이가 제공되지만, 결코 꿈을 가질 수 있는 공간은 아닌 것이다. 따라서 그녀는 내면에서 꿈을 느끼기 시작하면서 어항 밖의 세상으로 나가려 한다. 세상 사람들의 보통의 삶을 나누는 열린 공간-광장이나 시장, 극장 앞으로 가보고자 한다.

 … 우리는 함께 어항 속의 물고기들처럼 살았어요, 누군가가 정해진 시간에 우리에게 먹을 것을 던져 주었고, 원할 때면 언제든 유리를 통해 외부 세계를 바라볼 수 있었기 때문에 우리는 행복했어요…

 ……

 그래서 지난밤 나 역시 이 병원에서 무엇을 하고 있나 생각해 봤어, 광장어, 다리에, 사람들이 사과를 하고 날씨에 대해 얘기하는 극장 앞, 시장에 있는 것이 훨씬 더 신날 거라고 생각했지…

『베로니카 죽기로 결심하다』

(3) 체험된 시간: 시간성

 영화 『샤인』에서 데이빗과 길리안의 대화는 기다림의 시간으로 체험되는 희망을 보여주고 있다. 토성은 매년 조금씩 희망을 가져다주므로 기다림은 더 많은 희망을 가능하게 하고, 모든 것은 때가 있기 때문에 그 적절한 때를 기다려야 하는 것이다. 그러나 그냥 단순히 오는 시간의 기다림이 아니고, 순간에는 그 순간에 맞는 의미를 찾는 적극적인 기다림이다. 이러한 순간은 세월을 따라 흘러가는 흐름속의 시간이다. 한편, 소설 『세월』에서 주인공 버지니아는 증상의 재발을 '넘기지 못할 고비'라고 느끼면서 자살을 하게 되는데, 넘기지 못할 고비로 인식되는 순간은 흐름이 아니고 단절인 것이다. 즉 미래가 없는 것이다. 또한 영화 『책상위의 천사』에서 주인공 쟈넷은 작가로서의 꿈을 접고 살아가는 현재의 시간을 통해

'부딪치는 미래'를 체험하는데 결국 우울과 정신분열 증세로 입원하게 된다. 현재의 시간이 고통이므로 보다 나은 미래의 시간이 있으리라는 기대는 희망이 되지만, *쟈넷*은 현재의 좌절을 미래의 좌절로 연결하였던 것이다.

　소설 『베로니카 죽기로 결심하다』에서는 자살 미수의 후유증으로 주인공 *베로니카*에게는 단지 일주일간의 생명의 시간이 남겨지는 데, 비록 죽기로 결심한 그녀였지만 남은 시간동안 가장 약동하는 생명의 움직임을 체험하려 한다. 남은 시간을 계산해가며 그 시간에 하고 싶은 일을 생각하고 고통 속에서도 진통제로 몸을 잠재우지 않으려 한다. 이 젊고 아름다운 주인공에게 남겨진 제한된 시간을 보며, 다른 환자들은 시간의 흐름 속에 자신의 현재를 돌아보고, 텅 비어 있는 자신들의 시간을 자각하게 된다. 그리고 시간을 의미로 채우기 위해 삶을 다시 시작하려는 전환을 경험하게 한다.

　… 또 다시 미치고 말거라는 확신이 느껴져요,
　또 한 차례의 어려운 고비를 이제는 잘 넘길 수 없을 것 같아요,
　그리고 이번에는 회복될 것 같지도 않고요, 다시 그 소리가 들리기 시작하고 정신을 집중할 수가 없어요, 그래서 저는 최선의 길을 찾고 있어요……
　그 병과는 이제 더 이상 싸울 수 없어요, 알고 있어요, 제가 당신의 삶을 망가뜨리고 있다는 것을…

『세월』

　… 이렇게 살아가고 있었다, 미래와 부딪치면서, 이사벨과 헤어져도 외롭지 않은 척 하며, 돈을 벌기 위해 선생노릇을 해야 했다……

『책상위의 천사』

데이빗: 난 살아있어, 맞아, 세월은 흘러가고, 그렇지?

길리안: 네.

데이빗: 하지만 영원하지 않아.

길리안: 영원하진 않죠.

데이빗: 절대 영원하진 않아, 절대로, 하지만 <u>중요한 건 인생은 멈춰 있는 게 아니란 거야</u>, 그래서 세월이 <u>흐르는 동안 우리도 살 아야 돼</u>.

길리안: <u>매년 토성이 우리한테 다가와 약간씩 희망을 준대요</u>.

데이빗: 그건 별이야, 길리안.

길리안: 모든 건 다 때가 있어요.

데이빗: 신기해, 신기해, 항상 이유가 있고 <u>우린 순간에 맞는 이유를 찾 아야 돼</u>.

『샤인』

(4) 치험된 타자: 관계성

세상에 단 한사람의 관심과 사랑으로도 절망의 구렁텅이에서 털 고 일어나는 것을 보여주는 사례는 많은 소설이나 영화의 보편적 인 소재이다. 정신질환자의 세계를 다룬 작품에서 인간관계의 의 미는 더욱 부각된다. 환자들은 타자와의 관계가 연결되면서 세상 과 연결되고 고립되어 있는 두려움으로부터 놓여난다. 그리고 온 갖 상처와 고통이 이해되고 받아들여지고 돌봄을 받게 되면서 살 아 갈 수 있는 힘을 얻게 된다.

영화 『샤인』에서 정신질환이라는 단절된 세계에서 타자와 연결 을 통해 새로운 삶을 찾게 되는 주인공을 만날 수 있다. 오랜 시 간을 정신병원에 묻혀 살던 *데이빗*에게 처음 손을 내밀어준 사람 은 자원봉사 피아니스트이다. 그녀는 *데이빗*의 피아노에 대한 열

망을 알아보고 자유롭게 피아노를 칠 수 있도록 퇴원시켜 집으로
인도하고 카페에서 연주할 수 있도록 해준다. 그를 세상과 연결시
켜 준 것이다. 반면, 소설 『누런 벽지』는 자신의 고통을 이해받지
못하는 답답함과 단절감을 벽지를 뜯어내는 환자의 모습으로 그리
고 있다. 결국 그녀는 황폐해지고 절망 속에 죽어가게 되는데, 관
계를 열어 갈 수 있는 기본적인 전제가 되는 '이해'를 받지 못했
기 때문이다.

> 그이는 내가 아프다는 걸 믿지 않아요. 그러니 내가 어쩌겠어요?
> 명망 있는 의사인 그이가 친지들에게 내가 별 탈이 없고 그저 일시
> 적인 신경성 우울증-경미한 히스테리 증세-에 불과하다고 장담을 하
> 니, 내가 어쩌겠어요? 내 오빠도 의사이고 명망이 있는데, 나에 대해
> 똑같은 말을 하고 있답니다. … 내 병이 중증이 아니라 다행이죠. 그
> 렇지만 이 신경증 때문에 난 지독히 우울해요. 내가 얼마나 고통을
> 받는지 그이는 몰라요. 그인 도대체 내가 고통 받을 이유가 없다는
> 거예요. 그인 일단 생각을 그렇게 하고는 만족해합니다. 물론 이것은
> 신경증에 불과한 것이지요. 그런데 이 증세가 나를 너무 억눌러서 아
> 무 일도 못하겠어요……
>
> 『누런 벽지』

　그리고, 누군가를 돌보아주어야 한다는 마음, 돌보아 주어야 할
사람과의 만남은 사막과 같은 황폐한 삶에도 생명의 기운이 돌게
한다. 영화 『슬링 블레이드』는 어머니를 위해 주인집 남자를 죽
이고 정신병원에서 오랜 시간을 보낸 후, 세상에 복귀하여 만난
유일한 친구인 소년을 위해 그를 괴롭히는 남자를 죽이는 정신질
환자의 이야기이다. 스토리는 혼란스럽지만(chaotic), 소년과의 우
정을 통해, 그와 연결되기 위하여 자신의 존재를 희생하면서 주인

공 칼은 황폐한 삶에서도 의미를 구한다. 소설 『상실의 시대』에서 *레이코*의 경우, 극심한 고통 속에 있던 외롭고 연약한 *나오코*를 돌브아 주는 가운데 요양원 생활이 의미를 갖지만, 결국 그녀가 죽게 되자 그곳을 떠나게 된다.

이렇게 타인을 위한 존재가 됨으로서 삶의 의미를 찾기도 하지만, 서로를 나누는 우정은 삶을 즐겁고 활기차게 하여 살아나갈 수 있는 기본적인 에너지를 제공한다. 영화 『처음 만나는 자유』에서 주인공 *수잔나*는 처음 입원했을 때, 각가지 문제와 괴이한 증상을 가진 환자들을 대하며 두려움과 혐오감을 느끼지만 차차 병동의 환자들과 우정과 갈등을 나누면서 생활은 활기 있게 되고 살아갈 만하게 된다. 그들과 좀 더 깊게 연결되고 그러한 관계를 글로 쓰면서 더욱 잘 성찰하게 된다. 결국 그녀는 그들과의 관계를 통해 자아를 발견하고 세상으로 나가는 길을 찾게 되는 것이다. 이러한 타인과의 관계 속에 자기를 돌아보고, 감추어져 있던, 혹은 억제되어 있던 다른 모습의 자기를 발견하고 새로운 자기로 통합시키는 과정은 체험된 신체로서 '전환'의 경험으로 위에서 기술하였다.

… 누군가가 정해진 시간에 우리에게 먹을 것을 던져 주었고, 원할 때면 언제든 유리를 통해 외부 세계를 바라볼 수 있었기 때문에 우리는 행복했어요, 하지만, 어제 피아노 연주를 하고 오늘쯤에는 아마 죽었을 지도 모르는 한 아가씨를 통해 이곳의 삶이 세상과 다르지 않다는 아주 중요한 사실을 발견했어요…

『베로니카 죽기로 결심하다』

수잔나는 독백한다.
'건강함을 인정받고 세상으로 돌려보내졌다.

나에 대한 최종 진단은 경계회복이다. 그게 무슨 말인지 아직도 잘
모르겠다.'

…… 중략 ……

"그들은 온전하지 않았지만 나의 친구들이었다. 70년대까지 그들
대부분이 병원을 나왔다. 그 중 몇은 만나보기도 했지만 다시 보지
못한 이들도 있다. 그러나 마음은 늘 그들을 향해 있었다."

『처음 만나는 자유』

이렇게 희망은 모든 의미 있는 인간관계를 통해 드러나지만, 그
중에서도 남녀간의 사랑, 자신을 진정으로 사랑하는 이성(異性)이
있다는 것, 그리고 그 사람이 결혼이라는 약속으로 지속적으로 곁
에 있어 줄 것이라는 믿음은 역경에도 불구하고 살아갈 가치가 있
는 세상에 대한 기대를 가능하게 한다.

앞서 예시한 영화 『샤인』에서 데이빗이 길리안의 사랑을 구하고
결혼에 이르는 만남은 그의 삶을 결정적으로 전환시키는 계기가 된
다. 그녀는 불안정하고 퇴행된 어린아이 같은 데이빗의 마음을 읽고
진정으로 감싸준다. 데이빗은 길리안이 지켜보는 가운데 "진정, 그걸
배워야 해. … 진정하는 것을"이라고 독백을 하며 무사히 재기의 첫
콘서트를 마친다. 길리안과 청중, 데이빗은 모두 울고 만다. 데이빗
에게 진심으로 이해해주고 사랑해주는 여인의 존재는 감동의 스토리
를 만들어 내는 충분한 조건이 되는 것이다. 반면, 카미유 끌로델은
스승이자 연인이었던 로댕으로부터 버림받고, 황량하고 거친 세상을
홀로 맞서게 된다. 그녀는 결국 가족의 보살핌도 없이 외로움 속에
병은 깊어지고 정신병원에서 삶을 마감하게 된다.

2) 전기와 자서전에 나타난 체험의 분석

(1) 체험된 몸: 신체성

가. 지적 호기심과 창조적 자기표현의 열망

『뷰티플 마인드』의 주인공 죤내쉬는 30여년을 망상세계의 불모 상태에서 살아가면서도 지적 호기심을 만족하려는 탐구는 끊임없이 이어졌다. 그는 만성정신질환자로 아무런 소속이 없이 자신의 몸 하나로 살아가면서도, 하루 일과를 대학 도서관에서 독서하고 수학의 원리를 탐구하면서 보낸다. 그는 또한 컴퓨터가 도입되자 새로운 것에 대한 지칠 줄 모르는 호기심으로 컴퓨터 사용법을 배우게 된다. 그는 남들이 기적이라고 말하는 자신의 성취에 대해 안주하지 않고 후일 더 멋진 작품을 내리라는 것을 믿으며 활발히 연구하는 학자로서의 자기를 체험하고자 한다. 그에게 있어서 수학의 신비를 탐구하고 그것을 만나려는 열망은 어둡고 침체된 그의 몸을 살아있는 생명으로 채우게 하는 근원적인 힘이었다. 『마음의 병을 앓는다는 것은 어떤 것?』의 주인공 *나츠코*는 예술이라는 자신의 시를 통해 "작품을 살아있다는 증거"라고 표현하고 있는데, 그녀 자신이 전문적인 작가는 아니었지만, 시와 수기 등 글을 쓰며 자신의 존재 의미를 깊게 하고 있었다. 이는 *리키*의 경우와도 유사하다.

…… 온갖 메시지를 만드는데 드는 엄청난 노력-독서, 계산, 기록-은 내쉬의 정신력을 퇴화시키지 않는다. 그는 컴퓨터 사용법을 배우는데 관심을 보이기 시작했다. 수학과 주간회의에서 내쉬를 정기사용자로 등록시켜주는 문제가 거론될 정도였다. 또한 1970년대의 대부

분의 시기에 내쉬는 파이어스톤 도서실의 참고열람실에서 정밀한 연구를 했다. 도서실을 거쳐 간 여러 세대의 학생들은 내쉬를 "도서실의 광인" 혹은 "파이어스톤의 미친 천재"로 기억했다……

 내쉬는 이렇게 말했다. "나는 전집을 발간하고 싶지 않다. 아직 나는 활발히 연구 중인 수학자라고 생각하고 싶고 그런 수학자인척이라도 하고 싶기 때문이다. 나는 남들이 월계관이라고 말하는 것에 안주하지 않겠다. 물론 전집을 지금 내지 않아도 후일 언젠가는 멋진 출판을 할 수 있다는 것을 알고 있다. 그때 전집에 새로운 멋진 것을 보태고 싶다."

 그는 많은 정신과의사들에게 "희망의 상징"으로 소개되었는데 그들 앞에서 그는 자신의 상황에 대한 적나라한 평가를 했다. 1996년 마드리드 강연 끝에 나온 한 질문에 대해 그는 이렇게 대답했다.
 "비합리적이었다가 합리성을 회복한다는 것, 정상적인 삶을 회복한다는 것, 그것은 멋진 일입니다!" 그리고 잠시 뜸을 들이더니 뒤로 물러서면서 더욱 강하고 단정적인 목소리로 말했다. "그러나 그것은 그리 멋진 일이 아닌는지도 모릅니다. 여러분의 환자 중에 화가가 있다고 칩시다. 그는 합리적입니다. 그러나 그림을 그리지 못한다고 칩시다. 그는 정상적으로 활동합니다. 그것이 진정 치료가 된 것입니까? 그게 정말 구원입니까?… 나 또한 모범적인 회복 사례일 수가 없다고 봅니다. 내가 뭔가 훌륭한 연구를 해내지 못한다면 말입니다."

『뷰티풀 마인드』

예술
……
피와 고기에 숨을 불어넣은 혼으로
작품을 만들고 싶어졌다.
그렇게 간단한 일은 아니었다.

그래도, 그렇게 하면
살아있다는 것을 실감할 수 있게 된다.
살아있다는 것의 증거는 작품이다.
그때부터
자신을 아름답게 포장하는 작품이 아닌
사람을 기쁘게 하는 작품을 만들고 싶다.

『마음의 병을 앓는다는 것은 어떤 것?』

나. 전환: 새로운 자기의 가능성을 인식함

문득 새로운 자기에 대한 가능성을 느끼며 지금까지 의지하고 있던 아픈 자기모습은 벗어버려야 하는 더러운 옷처럼 생각된다. 그리고 그러한 전환은 혼자서 해내야 하는 일이라는 것과 그렇게 할 수 있다는 것을 인식한다. 『천국에는 새가 없다』에서 *리카*는 질병으로 도망가고자 했던 자신의 모습을 발견하고 그것을 직면하려 한다. 또한 10년의 질병기간 동안 변함없는 부모의 지지를 받지만 결국 혼자서 해내야 한다는 것을 인식하며, 동시에 그것을 해낼 수 있다는 내적인 힘을 느낀다. 힘들어 질 때, 밝은 길을 가도록 독려하는 또 다른 자기가 있음을 분명히 느낀다. 그리고 그녀는 더 이상 가치 없는 자기가 아닌 새로운 생명력 있는 진정한 자기르 전환되는 과정을 체험한다. 이러한 전환은 『마음의 병을 앓는다는 것은 어떤 것?』에도 잔잔하게 그려지고 있다. 저자 *나츠코*는 병으로 괴로웠던 소녀시절을 "보물"로 인식하며 "지금부터" 새로운 자기로 도약하려는 꿈을 갖는다. 그녀는 후에 '정신보건을 생각하는 모임'에서 상담을 하며 자신의 가능성을 펼치고 있는데, 환자들과의 만남을 통해 자신의 존재에 대한 깊은 의미를 느끼며 또 한 단계의 전환을 체험하고 있었다.

그렇다 나는 얼마나 업신여김을 당해왔던가. 1966년 3월 펠커크에 간 이래로 나는 살 가치도 없고 희망도 품어서는 안 되며 오로지 죽음과 가장 가까이 서 있는 더러운 인간으로 취급을 받아 왔다. 나는 더 이상 그럴 수 없다고 생각했다. 내가 겪으면서 걸어온 길이 아무리 최악의 가시밭길이라고 해도 나는 이제 더 이상은 그런 취급을 받아선 안 되었다. 그것은 내 삶의 가치에 관한 문제였고 생명에 관한 문제이기도 했다.

저는 깨달았어요. 어느 누구도 저를 위해 무엇인가 해 줄 수 있는 사람은 없다는 것을. 이것은 아빠조차도 예외는 아닐 거예요. 3학년 때였어요. 달리기 경주를 하는데, 그때 저는 누군가 제 뒤를 무섭게 쫓아오고 있다는 느낌이 들었기 때문에 더욱 빨리 달려 1등을 했던 적이 있어요. 저는 지난밤 내내 그런 느낌을 가졌어요. 그래요. 저는 홀져 박사님의 말대로 저 혼자 힘으로 해내야만 했어요. 늦지 않았다고 생각해요. 진정한 리키 플래취를 보여주겠어요.
  오늘 아침 기상 벨이 울렸을 때 저는 불현듯 살아 있음을 느꼈어요. 저는 그 벨이 전세계에 들릴 수 있도록 아주 크게 울려 퍼지고 있다고 느꼈어요.

그러나 과거의 나와 현재의 나 사이에 분명히 다른 하나는 내 속에 부정적인 나를 꾸짖고 내가 선택한 길로 똑바로 갈 수 있도록 끊임없이 이끄는 진정한 내가 크게 존재한다는 사실이다.
  극심한 스트레스를 받게 되면, 나의 시각은 예전처럼 혼란에 빠져들 때도 있다. 밀폐된 상자 속에 갇혀 있는 느낌이 든다든지 조그만 구멍으로 내다보는 듯한 답답함을 느낀다든지 하는 것이다. 그런 때 나는 눈을 감거나 프리즘 안경을 써서 그것을 이겨낸다. 나는 더 이상 두렵지 않다. 왜냐하면 그것이 무엇이며 그 나마도 곧 없어지리라는 것을 잘 알기 때문이다.

『천국에는 새가 없다』

친구들과 동료들, 그리고 나의 가족을 소중히 생각하며 지금부터 비약하고 싶다. …… 중략…… "병에 걸려서 다행이야"라는 것을 지금 실감하고 있다. 나에게는 즐거웠던 청춘은 없고, 괴로웠던 청춘만 있다. 그렇지만 그것이 지금은 나의 보물이다. 지금부터 앞으로…… 중략…… 큰 비약은 아니지만 작은 현실에 보람을 구하며 감사하며 살고 싶다.

『마음의 병을 앓는다는 것은 어떤 것?』

다. 의지를 가짐

의지를 갖는다는 것은 자신을 어둠속에 빠져 들어가지 않도록 지키겠다는 자신과의 약속이며 그것을 방해하는 것을 물리치겠다는 결단이다. 이러한 의지는 자신을 통제할 수 있다는 자신감이기도 하다. *존 내쉬*는 자기 자신을 다시는 망상적이고 비합리적인 세계에 빠져들지 않도록 하겠다는 단호한 의지를 갖고, 그것을 수호하려는 의식적인 노력을 기울인다. 그는 그것을 '정신적 다이어트'라고 묘사했다. 다이어트를 하는 것처럼, 누가 뭐라지 않아도 자기를 통제하고 실천해야 하는 것이다. 그것은 자칫 흐트러지기 쉬운 어려운 길이다. 그러나 그 고통 너머에 있을 더 나은 자기의 모습을 기대하며 의지를 확인하고 굳건히 다져가야 하는 것이다. 『천국에는 사가 없다』에서 *리키*는 엄습하는 우울과 불안으로 어둠속에 빠져드는 위협을 느끼지만, 이제 자신을 지켜낼 의지가 뿌리내리고 있음을 인식하며 희망을 체험한다.

내쉬는 노벨상 수상 약전에서 이렇게 썼다. "핵심적인 첫걸음은, 내 은밀한 세계와 관련된 정치에 신경을 쓰지 않겠다고 단호하게 결심함으로써 이루어졌다. 신경을 써봐야 얻는 게 없다는 것을 알았기 때문이다. 이렇게 되자, 종교적 쟁점과 관련된 것들, 이를테면 계몽하고 싶어 하거나 계몽에 나서는 것도 포기하게 되었다."

옳든 그르든 간에, 그는 스스로 회복하려는 의지가 있었다고 믿고 있다. 사실상 그것은 효과적인 다이어트에서 발휘되는 의지력의 역할과 비슷하다고 할 수 있다. 자신의 생각을 "합리화"하려고 노력하다보면, 망상적 사고의 불합리한 가정을 인식하고 거부할 수 있게 된다.

그는 자신의 회복 과정을 가리켜, 망상 상태의 불모성을 점점 확실히 깨닫는 한편, 망상적 사고를 거부하는 능력이 점점 더 커져간 과정이라고 말했다. 1995년에는 이렇게 썼다.

나는 점차 내 사고방식의 주된 특징이었던 망상적 경향을 띤 생각을 지적으로 거부하기 시작했다. 우선 정치에 편향된 생각을 아주 의식적으로 거부하는 일부터 시작했는데, 그런 생각이란 근본적으로 가망 없는 지적 노력의 낭비라는 것을 의식했기 때문이다.

『뷰티풀 마인드』

때로는 나도 모르는 사이에 우울증이 찾아와 며칠 동안 침울하고 낙담하는 생활을 하기도 하고 또 극심한 두통에 시달리기도 한다. 그럴 때마다 나는 내가 다시 발작을 일으키는 게 아닌가 하는 불안감에 떨며 입술을 깨문다. 그러나 나는 잘 안다. 내 마음속에는 언제나 희망을 꿈꾸고 또 언제나 자신을 지켜내려는 의지의 뿌리가 이제는 깊이 깊이 뿌리 내리고 있음을……

『천국에는 새가 없다』

라. 온전한 몸: 본래의 몸을 회복함

정신병을 앓는 몸은 흐트러진 퍼즐처럼 부서지고 조각난 몸이며, 원래의 몸은 온전한 몸이다. *리키*는 본래의 온전한 몸이 되기를 간절히 기대하며 불확실하고 위험한 전기충격 치료에 자신의 몸을 내

맡긴 것이었다. 이러한 간절한 소망은 『정신분열병 소녀』의 수기에
도 잘 표현되어 있다.

> 그들은 참으로 헌신과 정성이 담긴 말로서 내가 다시 일어설 수 있
> 음을 일깨워 주려고 애를 썼고, 퍼즐 장난감의 흐트러진 조각을 모아
> 서 결국에는 하나의 완성된 그림을 만들 듯, 나를 다시 원래의 나로
> 만들어 놓으려고 했다. …

> 나는 정녕 회복되기를 원했다. 나는 정녕 원래의 내 모습을 되찾기
> 를 간절히 간절히 원했다. 그것이 내가 쇼크치료에 응했던 단 하나의
> 이유이다. 나는 쇼크치료가 나의 악몽을 극적으로 깨워 주리라고 믿
> 었었다.

『천국에는 새가 없다』

(2) 체험된 공간: 공간성

국립정신병원의 보호감호실과 대학의 캠퍼스는 절망과 희망의 양
극으로 체험된다. 대학의 캠퍼스는 열려있고, 고요하고, 안전한 공
간이며, 사람을 만날 수 있는 자유로운 곳이다. 반면 정신병원의 보
호실은 절대적으로 타인의 주재하에 놓인 스스로 죽게 할 자유도
없는 공간이다. *리키*의 국립병원 보호실에서의 체험은 극단적인 무
력감과 절망이다. 반면, *죤 내쉬*는 캠퍼스를 자유로움 속에 소요하
면서 황폐한 마음은 충전될 수 있었고 창의적인 사고를 할 수 있었
는데, 이러한 공간체험은 그를 은둔자적인 소외에서 벗어나서 세상
과 더불어 살 수 있게 하는 힘이 되었다.

보호감오실, 그렇다 나는 결국 정신병 환자가 갈 수 있는 마지막 코스까지 끝내는 다다르고 말았다. 나는 꼼짝 할 수가 없었다. 역겨온 냄새를 참아 내기 위하여 가끔 숨을 멈추었다가 급히 토해 내면서 나는 내가 절망의 끝장에까지 왔다는 사실을 실감하였다. 절망? 그동안 얼마나 사치스럽게 이 말을 자주 써 왔던가. 죽음? 나는 그동안 몇 번이나 내 목숨을 끝내기 위해 발버둥쳤던가. 그러나 이제는 적어도 내 힘으로는 나를 죽게 할 자유도 없는 곳에 와 있는 것이다……

『천국에는 새가 없다』

제임스 글래스는 이렇게 단언했다. "내쉬에게는 프린스턴이 하나의 치료공동체로 기능한 것이 분명하다." 그 곳은 고요하고 안전했다. 그 강의실, 도서관, 식당은 그에게 늘 열려 있었다. 대학 사람들은 대부분 그에게 공손했다. 인간적 접촉이 가능했고, 어떤 방해도 받지 않았다. 여기서 그는 로아노크에서 그토록 원했던 자유와 안전과 친구를 얻을 수 있었다. 제임스 글래스는 이렇게 말했다.

"더욱 자유롭게 자기를 표현할 수 있고, 남들이 입을 닥치라거나 약을 먹으라고 강요하는 두려움도 없었다는 것은, 은둔자적인 언어의 소외로부터 그가 서서히 빠져 나오는데 도움이 되었던 것이 분명하다."

『뷰티풀 마인드』

(3) 체험된 시간: 시간성

『천국에는 새가 없다』의 *리키*에게 체험된 질병 속에 빠져 있던 시간은 흉측한 꿈, 흘러가지 않고 정지되어 있는 시간, 잃어버린 시간이었다. 비록 그 시간은 도망갈 수 없는 악몽이었지만, 그 순간을 벗어나기 위한 투쟁은 계속되었다. 그녀는 사람은 시간을 따라 성장하고 시간이 필요하다는 시를 쓰고 있다. 시간이 흐른 후에 성장될

가능성을 포기하지 않고 있는 것이다. 『뷰티풀 마인드』의 *존 내쉬*
는 질병의 시간을 억류된 시간과 휴가와 같은 공백기라고 표현하고
있는데, 억류로부터 풀려나는 시간에 대한 기대, 휴가가 끝난 후 좀
더 좋은 작품을 만들 수 있을 것 같은 미래의 기대를 의미하는 것이
다. 즉, 좀 더 안정되게 연구 활동을 할 수 있었던 시기에 되돌아본
과거의 시간은 좀 더 여유로운 휴가와 같은 시간으로 체험됨을 알
수 있다. 또한 은총의 시간을 확고한 믿음으로 기대하는데, 그것은
단순한 기다림이 아니며 그 순간을 포착하고 놓치지 않으려는 적극
적인 준비상태(Fromm 1968)임을 내포하고 있다. 이러한 시간인식
을 『마음의 병을 앓는다는 것은?』에서 *나츠코*는 현재를 "하느님으
로부터 부여받은 때"라고 표현하며 순간을 소중하게 살아 의미 있
는 때로 만들어야 한다고 하였다. 순간순간은 그 시간에 담겨진 의
미를 음미하고 만들어 가는 것으로 체험되며 그렇지 않으면 시간은
무(無)가 되는 것이다.

"나는 나이 40이 되기 전에 구원받기를 열렬히 바라고 있다. 20대,
30대 대 혹은 10대의 잃어버린 가능성을 되찾기 위해, 40대의 자
유로운 삶과 사랑을 포기할 수는 없다" "나는 아주 오랫동안 해방을
기다려온 억류자인 듯한 느낌이 든다. …… 몸값만 있으면 기나긴 기
다림의 시간을 크게 단축할 수 있을 텐데." "그 시간이 오기 전에 은
총의 시간이 있으리라는 것을 나는 놀랍도록 분명히 알고 있다. 소중
한 은총의 시간은 그 의미를 충분히 음미하며 매순간 즐기지 않는다
면 영원히 사라지고 만다."

통계적으로 어떤 수학자나 과학자가 66세의 나이에도 불구하고 부
단히 연구를 계속해서 이전의 업적에 새로운 것을 보탠다는 것은 불

가능해 보일 것이다. 그러나 나는 아직도 그런 노력을 하고 있다. 일종의 휴가랄 수 있는 부당한 망상적 사고의 25년이라는 공백기간을 가진 내 상황은 남다르다고 할 수 있다. 그래서 나는 미래에 떠오를 어떤 새로운 아이디어로 어떤 값진 것을 성취할 수 있으리라는 희망을 품고 있다.

『뷰티풀 마인드』

병원에서의 지난 2년 반은 언제나 틀에 박힌 생활의 연속이었기에 때로는 시간에 대한 감각이 한없이 무디어 지는 그래서 어떤 변화도 기대할 수 없는 순간순간의 계속이었다.

봄, 여름, 가을, 겨울, 계절이 한 바퀴 순환을 하고 내가 나이를 한 살, 두 살 더 먹어가더라도 나는 언제나 그 자리에 그대로 머물러 있는 것 같았다.

과거를 돌이켜보면 때때로 나는 그것이 내게 일어났던 일들에 대해 전혀 믿을 수가 없을 때가 있다. 그것은 마치 흉측한 꿈같았다. 그렇다. 오랜 시간 악몽을 꾼 것인지도 모른다. 그것은 바로 나로 하여금 병원에 옭아매도록 운명 지워진 악몽이었다. 그 꿈속에서 나는 도망칠 수 있는 방법을 찾으려고 애쓰면서 뛰고 또 뛰었지만 나는 여러 해 동안 언제나 그 자리에만 머물러 있었으며 내 생의 평원에는 어떤 꽃도 없었다.

오도 가도 못하는 생의 굴레 속에서 허덕거리며 찾으려 했던 그 많은 것들이 떠올랐고, 그런 와중에서 잃어버리고 또 잃어버렸던 내 생의 소중한 시간들을 생각하였다.

인생은 시간

…… 사람들은 그들 마음의 조그만 다락방에서
시간을 따라 성장한다.

마음의 세계 저편에 가득한 것들
생각을 나누고 평화를 가져오는 부드러운 말들
그리고 사람은 시간을 필요로 한다.
마치 미친 사람이 사람을 필요로 하듯이

『천국에는 새가 없다』

현재는 더욱더 소중한 하느님으로부터 부여받은 "때"이다. 지금을
확실히고 소중하게 살아가는 것은 임무이고 그것은 시간을 의미 있는
"때"로 만든다. 그것이 지금 나에게 필요한 것이다.

『마음의 병을 앓는다는 것은 어떤 것?』

(4) 체험된 타자: 관계성

가. 연결됨

연결된 누군가가 아무도 없다는 것은 존재자체가 위협당하는 두
려움이다. 허허 벌판에 혼자 서서 두려워하고 있는 자기를 만나는
경험이다. 『천국에는 새가 없다』의 *리키*에게는 혼자라는 외로움
이 너무나 두렵고 감당하기 어려워 다시 병동을 돌아가고 싶은 생
각을 떠올리게 하였다. 27년간 병원과 자기세계에 갇혀 있던 *이종
수*에게 찾아온 *진순*은 세상과 연결해 줄 유일한 끈이었다. *이종수*
의 "나 좀 돌봐줘요"라는 간청은 연결되고자 하는 소망이었다. 존
*내쉬*는 오랫동안 자기세계에 빠져 마치 그가 살아가는 데는 함께
하는 사람이 아무도 필요치 않은 듯 하였지만, 마침내 사람들에게
말을 걸어 세상과의 연결을 시도한다. 함께 차를 마시며 전문 관
심분야에 대한 이야기를 나누고 이메일을 주고받게 되면서, 그는
점점 더 의미 깊게 되는 연결되는 경험을 하게 된다. 그가 다시

가족과 친구, 공동체와 연결된 생활을 하게 된 것은 그의 소생을
위해 너무나 긴요한 일이었다.

…… 정말이다, 죽음의 유혹에 시달리고 또 직접 자살을 기도함으로
서 더욱더 사람의 관심을 끌고자 했던 나의 욕망도 이제는 완전히 헛
된 것임을 알게 되었다, 아무것도 없는 빈 들판, 거기에 나는 우두커
니 서 있다, 감각도 없이, 누구 한사람 주목하는 사람도 없이, ……

외로움은 나를 얼마나 두렵게 하는지, 나는 언제나 내가 혼자라는 감정
을 가지지 않으려고 애를 쓴다, 문득 외로움에 사무칠 때면, 혹은 일을
하다가 갑자기 당혹스런 일에 맞부딪치게 되면 나는 차라리 병이 나서
병원에서 치료를 받는 편이 더 나을지 모르겠다는 생각을 하게 된다,
　　　　　　　　　　　　　　　『천국에는 새가 없다』

…… 내쉬가 마사에게 보낸 1965년 편지에서 언급했던 것도 바로
그런 강력한 유대감이었다, 브리커처럼 "다채롭고, 즐겁고, 매력적
인" 특별한 부류의 몇 몇 사람과 만나지 못하게 된 내쉬는 "황야에
서 완전히 길을 잃고, 잃고, 또 잃었다…… 그것은 여러 모로 모질고,
모질고, 모진 인생이었다," ……

그는 오랫동안 혼자 버텨왔다, 그러나 어느 순간 이윽고 사람들에게
말을 걸기 시작했다, 그러다 우리는 정수론에 대해 많은 이야기를 나
누었다, 더러는 내 사무실에서, 더러는 식당에서 커피를 마시며 얘기
를 나누었다, 그러다 우리는 이메일을 주고받기 시작했다,

그에게 중요한 것은 가족과 친구, 공동체 삶과 다시 연결된 삶을 살게
되었다는 것이다, 그것은 긴요한 일이 되었다, 그가 남들에게 의존하고,
남들이 그에게 의존하는 것에 대한 지난날의 두려움은 이제 사라졌다, 남

들과 화해를 하고 그를 필요로 하는 사람을 보살펴주고 싶은 소망이 무엇
보다 중요한 일이 되었다.

『뷰티풀 마인드』

나. 이해됨

이해되지 못한다는 것은 심한 고독감을 안겨준다. 『정신분열증
소녀의 수기』의 주인공 르네는 타인으로부터 이해되는 것을 통해 단
절되지 않는 접촉의 경험을 간절히 소망한다. 진정으로 이해해주는
누군가가 있다고 느끼는 것은 따뜻하고 의지가 되는 사람, 가치 있
는 인간으로서 받아들여 주는 사람이 있음을 경험하는 것이다. 『마
음의 병을 앓는다는 것은?』의 저자 나츠코는 자신이 병의 증상으로
난폭한 행동을 했을 때 "나츠코야 얼마나 힘드니?"라는 어머니의 반
응에 진정으로 이해되고 있음을 깨닫고 희망을 느꼈다고 기술하였
다. 『뷰티풀 마인드』의 주인공 죤 내쉬의 아내 엘리사는 자기 자신
이 우울과 불안으로 고통 받은 경험을 통하여 이혼한 남편의 고통을
진정으로 이해하며 그를 받아들이고 스스로 의지 처가 되어준다. 죤
내쉬가 이렇게 진정으로 이해받을 수 있었던 경험은 곧, 그가 원했
던 안전과 우정을 얻는 것이기도 하였다.

그 친구는 내 질문을 이해조차 하지 못하였습니다. 나는 입을 다물고
있었지만 그 어느 때 보다 아주 고독하였습니다. 그래서 헤어지는 길에
그녀와 헤어져야 된다는 불안감은 일층 심하게 되었습니다. 기어코, 어
떤 방법으로든지 나는 비현실감을 이기고 싶었습니다. 그리고 하루의 고
독을 채워줄 수 있는 친절한 접촉을 한 순간이라도 느끼고 싶었습니다.

『정신분열증 소녀의 수기』

앨리샤가 마음을 바꾸게 된 것은, 내쉬가 공격적인 치료를 받았음에
도 결국 재발했다는 사실 때문만은 아니었다. 더욱 중요한 것은, 이혼
이후의 여러 체험 때문이었는데, 그런 체험으로 인해 그녀는 내쉬의
곤경을 새롭게 이해할 수 있었던 것이다. 그녀는 마사에게 이렇게 썼
다. "나는 개인적으로 내쉬와 비슷한 유형의 문제를 겪어보았기 때문
에, 지난날에 비할 수 없이 그의 어려움을 잘 이해하게 되었습니다."
내쉬를 도와주려고 했던 많은 사람들이 그러했듯, 앨리샤는 내쉬의
고통을 개인적이고도 직접적인 자기 문제로 생각함으로써 함께 살아
야겠다고 마음먹게 되었다.

『뷰티풀 마인드』

친구들에게 괴로움을 말하면 반드시 "힘내요"하는 말을 듣는다. 그
럴 때 말로는 "응 응" 하지만 마음속에서는 "힘내지 못해……"하는
마음으로 무거워진다.

　… 중략 …

왜냐하면 환자 본인은 할 수 없는데 까지 힘내도록, 자신의 모든 에
너지를 내고 있는데, 더욱 힘내도록 하고 있으니까…… 더욱더 박차
를 가하도록 하는 "힘내요"라는 격려에 대한 괴로움은 힘내고 싶은
데도 그렇게 하지 못하고 있는 자신에 대한 괴로움과, 이러한 상황을
사람들에게 이해받을 수 없다는 이중의 괴로움을 갖게 한다.

『마음의 병을 앓는다는 것은?』

다. 구속하지 않는 돌봄

　가족들이 환자를 통제하려하거나 판단하고 구속하려는 태도를 표
현할 경우, 환자들은 세상을 위협적인 것으로 인식하게 되고 다시
자신만의 세계로 도피하려 한다. 반면 있는 그대로를 받아 들여 주
고 곁에 있어주는 사람을 통하여 환자들은 안도감과 세상 사람에 대

한 신뢰를 얻게 된다. 이러한 경험은 *나츠코*의 『마음의 병을 앓는다는 것은 어떤 것?』과 『종수 이야기』에도 잘 표현되어 있다.

특히 세상과 조화되어 살기에는 지나치게 자기중심적이고 자유로움과 창조의 욕구가 강했던 『뷰티풀 마인드』의 주인공 *존 내쉬*에게 적절한 거리에서 지켜봐 주고 울타리가 되어 주는 아내는 안정과 자유로움을 얻을 수 있고, 안심하고 세상으로 나올 수 있도록 하는 힘의 원천임을 알 수 있다.

*존 내쉬*의 아내 *엘리샤*의 스트레스를 주지 않고 보살펴 주려는 마음은 *내쉬*가 원했던 안전과 자유와 우정을 제공하였다. *내쉬*는 아내의 아무것도 요구하거나 압박하지 않는 방임적이고 부드러운 태도를 울타리 삼아 자기만의 폐쇄적인 세계로 은신하지 않고 세상으로 나와 사람들을 만나고 캠퍼스를 소요하며 자유롭게 생각할 수 있었던 것이다.

1970년, 엘리샤는 내쉬에게 함께 살자고 제안했다. 충실한 마음과 동정심, 그리고 이 세상의 다른 어떤 사람도 그를 받아들이지 않을 거라는 사실이 그녀의 마음을 움직였다. …… 중략 ……

또한 엘리샤는 내쉬에게 몸뚱이의 피난처 이상을 제공할 수 있다고 믿었다. 내쉬가 더 이상 강제 입원의 위협을 받지 않고 같은 부류의 학구적 공동체에서 산다면 회복에 도움이 될 거라고, 아마도 다소 희망 섞인 믿음을 지녔던 것이다. 안전과 자유와 우정이 필요하다는 내쉬의 말을 그녀는 있는 그대로 받아들였다.

그녀는 인내했다. 그녀는 혀를 깨물었다. 내쉬에게 거의 어떤 요구도 하지 않았다. 돌이켜보면, 아마도 그녀의 부드러운 태도가 내쉬의 회복에 상당한 기여를 한 것 같다. 만약 그녀가 압박하거나 위협했다면 내쉬는 거리로 뛰쳐나가고 말았을 것이다. 이 점은 듀크 대학의 정신과 의사 리처드 키피도 지적한 적이 있다.

… 중략 …

앨리샤는 고지식할 정도로 정직한 사람이다. 그녀는 내쉬를 그토록 오랫동안 보호해준 것에 대해 단지 이렇게 말한다. "일부러 뭘 하려고 하지 않아도 저절로 잘되는 경우가 있어요." 하지만 그렇게 방임하는 것이 남편에게 도움이 된다는 것을 그녀는 익히 알고 있었다. "그런 식으로 지내는 게 그의 회복에 도움이 되었느냐고요? 아마 그랬을 겁니다. 자기 방이 있고, 끼니가 해결되고, 다른 기본적인 욕구도 풀 수 있었습니다. 스트레스도 받지 않았고요. 그건 필요한 거예요. 보살핌을 받고 스트레스를 받지 않는 것 말이죠."

『뷰티풀 마인드』

…… 나의 가족들은 나를 쉬게 하는 것에 열중해있다. 오히려 나는 내가 "착한 아이"가 되는 것을 두려워하고 있다. 가족들은 내 마음이 회복되어감에 따라 안정되는 것을 곁에서 기뻐해 주고 있다. 그리고 곤란할 때는 곁에서 곤란을 있는 그대로 받아들여 준다. 울고 있을 때는 손을 잡고 등을 쓰다듬어 준다. 이것이 나의 어머니의 방식이다. 그것에 따라 나는 안도감을 얻었고 사람들에 대한 신뢰감을 회복해 나갔다……

『마음의 병을 앓는다는 것은?』

라. 관심과 인정을 받음

아무도 주목하는 이가 없는 몸은 죽은 몸이다. 그래서 *리키*는 몸을 짓이겨 상처를 내서라도 누군가 자기의 몸을 지켜봐 주기를 맹렬히 기대해 본다. 그러나 더 이상 그러한 욕망마저 없어지고 감각도 없이 서 있는 몸을 느끼며 두려움에 휩싸인다. 반면 *리키*는 친구로부터 아기의 대모가 되어 달라는 청을 받으며 영광스런 자기를 경험한다. 이렇게 *리키*는 타인이 지켜봐주고 인정해 주는 경험을 통해 영광스런 모습을 갖게 된다. *나츠코*의 경우도 자신에게 관심을 가져주고 진정한 모습을 좋게 보아주는 이가 있다는 것에 놀라지만, 이로 인해 삶의 전기를 경험하게 된다.

나를 겁나게 하는 것은 이제는 그렇게 내 몸을 상처 나게 하고 나를 짓이겨 버림으로써 오히려 나의 존재를 확인 받고자 했던 그런 맹렬한 욕망마저도 이제는 내 가슴속 바닷가에서 완전히 씻겨져 나갔다는 사실을 깨달았기 때문이다.

정말이다. 죽음의 유혹에 시달리고 또 직접 자살을 기도함으로서 더욱더 사람의 관심을 끌고자 했던 나의 욕망도 이제는 완전히 헛된 것임을 알게 되었다. 아무것도 없는 빈 들판, 거기에 나는 우두커니 서 있다. 감각도 없이, 누구 한사람 주목하는 사람도 없이······

고울드 농장의 인부인 팀과 엘리자베스는 나의 절친한 친구였다. 그들이 첫째 아이를 가졌을 때, 그들은 내게 그 아이의 대모가 되어 달라고 말했다. 나는 정말 영광스러웠다.

『천국에는 새가 없다』

이 세상에 진정한 나의 모습을 봐주는 사람이 있다는 것, 더욱이, 나의 모습을 나쁘게 받아들이지 않는 사람이 있다는 것은 놀라운 일이었다. 나의 몸은 무거웠지만 마음은 즐거웠다.

『마음의 병을 앓는다는 것은 어떤 것?』

마. 신비한 관계: 결혼

결혼하여 살아간다는 것은 두 사람만의 독특한 역사를 만들어 가는 것이다. 내쉬와 엘리샤의 삶을 들여다보면, 그들이 만들어 내는 온갖 화음과 불협화음이 필연적인 것처럼 함께 어우러져 그들의 역사 손에 있음을 알 수 있다. 젊은 시절, 엘리샤가 내쉬에게 매혹되었던 추억은 온갖 실망과 역경을 이겨내고 살아날 수 있도록 하는 충분한 힘이 될 수 있을까? *엘리사*는 힘들고 지친 생활속에서도 수영복 차림의 *내쉬*의 사진을 보며 즐거워 할 수 있고, 고집스럽고 자기중심적인 *내쉬*가 *엘리사*에게 묻지 않고는 아무 일도 하지 않는 그 원리는 무엇일까? 이는 설명하기 어려운 신비함이지만 두 사람에게 모두 역경을 이겨는 힘이 되고 있음은 분명하다. 『천국에는 새가 없다』의 *리키*의 경우도, 아버지의 끊임없는 사랑과 지지가 큰 힘이 되었지만, 한 마리의 새가 되고 싶어 했던 어린 시절의 동경은 *처크*의 청혼을 받고서야 비로소 가능하게 되었다. 이러한 신비한 결혼 관계는 『종수 이야기』와 『마음의 병을 앓는다는 것은 어떤 것?』에서도 분명히 읽을 수 있다.

결혼은 인간관계 가운데 가장 신비한 것이다. 일견 피상적으로 보이는 애착관계가 놀라울 정도로 깊고 지속적인 관계가 될 수도 있다. 내쉬와 앨리샤의 유대관계도 그러하다. 돌이켜 보면, 두 사람이 서로를 필요로 한 이 결합이 결코 우연이 아니라는 생각이 든다. 앨리샤는 강인하고, 실제적이고, 독립적이다. 그리고 그동안 온갖 실망과 환멸과 역경을 거쳤는데도, 앨리샤가 처녀 시절 내쉬에게 매혹되었던 마음은 그 모든 것을 이겨내고 살아남았다… 조금 더 말하자면, 캘리포니아의 풀장가에서 수영복을 입고 찍은 내쉬의 사진을 보며, 깔깔거리며 그녀는 이렇게 말한다. "그이의 다리가 멋지지 않아요?"

한편 내쉬는 앨리샤의 일과에 자기 일과를 맞춘다. 내쉬는 완고하고 내성적이고 자기중심적이고 자기시간과 돈에 인색한 사람이면서도, 먼저 앨리샤에게 묻지 않고는 아무 일도 하지 않는다. 그녀의 의사를 존중하며 도와주려고 애쓴다.

『뷰티풀 마인드』

나는 여러 해 동안 언제나 그 자리에만 머물러 있었으며 내 생의 평원에는 어떤 꽃도 풀도 없었다. 그러나 이젠 아니다. 처크와 나는 우리들 스스로 행복한 삶을 잘 꾸려나왔다.

『천국에는 새가 없다』

"나 브탁 있어요."
"무슨 부탁이요?
"나 좀 돌봐줘요"
"무슨 뜻으로 말하는 거예요?"
"청혼은 아니 구요. 그냥 결혼해요"
"결혼요?"
"그래요, 죽을 때까지 좀 돌봐줘요"
…… 중략 ……
정신과 의사도 포기했던 중증 정신장애인인 이종수에게 나는 가끔 묻는다.
"큰아버지, 진순이 사랑해?"
"아니"
"그럼 진순이 없어도 되겠네?"
"그건 안 되지?"
"왜"
"진순이 없는 세상은 빛이 없는 깜깜한 어둠이니까"

『종수 이야기』

3) 환자의 문예 작품에 표현된 희망

(1) 체험된 몸: 신체성

환자들의 글은 무력한 몸으로부터 강한 의지를 갖게 되는 몸으로 전환되는 체험을 잘 표현하고 있다. 무력한 몸은 세상에 자기를 펼칠 수 없는 상실된 몸–'날지 못하는 젖은 날개', '상처 입은 몸'–이며 의욕도 의미도 없는 상태에서 '잠만 자는' 몸이 된다. 이러한 상실된 몸에 대하여 '가슴속에 슬픈 강물'이 흐르는 애도를 표현하고 있다. 그런데 웬일인지 '가슴이 트이며, 생각의 방향이 잡히는' 정상이 되는 몸을 느끼며 말할 수 없는 기쁨을 체험한다. 몸을 '조절할 수 있게 되면서' 자신감이 생기고, 다른 사람을 돌아보는 여유마저 갖게 되며, 앞으로 역경이 닥쳐도 '꺾이지 않는 갈대'처럼 강한 의지를 가지고 헤쳐 나가고자 한다. 무슨 계기인지 알 수 없지만, 문득, 마음에 변화가 일어나 무의미한 생활에서 벗어나고자 하게 되고, '살아있다는 것을 증명할 만한 일'을 하고 싶어지며 내면으로부터 강한 '영혼의 생명'을 느끼는 전환을 경험하기도 한다. 이러한 전환의 경험은 희망의 체험이다.

무엇보다도 원하는 것은 전철을 타기도 하고, 시장에도 가고, 맛있는 것을 사먹기도 하는 일상적인 삶을 누리는 '살아 있는' 자기 자신이다. 그리고 언젠가는 젖은 날개를 활짝 펴고 남을 도울 수 있는 자신을 기대해 보기도 한다.

(2) 체험된 시간: 시간성

환자들이 작품을 통하여 보여준 언어에는 절망과 희망의 대비되는 시간체험이 잘 드러나 있다. 절망의 시간은 '밤'과 '겨울'이고 희망의 시간은 '아침'이나 '내일', '그 날' 혹은 '봄'이다.

김미선의 『고백』에는 버림받은 절망의 느낌이 처절하면서도 "아침이면 해가 뜬다기에"라고 희미한 기대를 보이고 있고, 임미순도

'좀처럼 올 것 같지 않은 나의 봄'이지만 봄을 기다리는 마음이 간절하다. 『작은 우리 세상』에서는 '오늘'은 살아 꿈틀거리고, '내일'은 빛난다. 오늘이 좋아도 더 나은 내일을 기대하는 것이다.

이러한 시간 체험의 본질은 기다림이다. 아침은 언제나 밤을 지내며 기다리는 시간이다. 아침이 지나고 밤은 다시 오지만, 여기에서의 잠은 언제나 아침을 기다리는 밤인 것이다. 봄을 기다리는 것도 이와 마찬가지이다. 힘든 현재의 시간은 "지금까지 달라진 만큼 앞으로도 더 달라질……" "…… 지금 주어진 상황보다 더 나쁠 수 는 없는" 미래를 바라보며 견딜만한 시간이 된다. 또한 고향집에 꽃씨를 뿌리고 가꾸던 아버지의 추억은 언젠가 내 집 뜰에 꽃을 심으리라는 미래로 향하고 지금은 꽃이 피는 미래를 기다리는 좋은 시간이 되는 것이다.

(3) 체험된 공간: 공간성

환자들이 벗어나고 싶어 하는 고통스런 공간은 '무인도'와 같은 외로은 곳이고, 시름시름 병을 앓고 있는 '황달 색 세상'이다.

또한 어디에 와 있는지, 어디로 가야 할지 모르는, 방위를 알 수 없는 '구름으로 꽉 찬 밤하늘'이며 지나가기 힘든 '어두운 터널'이다. 반면, '빛', '북두성과 십자성', '등불이 있는 곳', '해가 뜨는 곳'은 도두 밝은 빛이 있는 곳이며, 어디로 가야 할지를 안내해 주는 것이다. 여기에서, 희망의 체험은 밝은 곳을 지향하는 것이다.

(4) 체험된 타자: 관계성

병을 앓는 과정에서 가장 비참하고 고통스러운 것은 세상 사람들로부터 버려지고 소외되는 것이다. 그런데, 믿고 의지할 수 있는 가족이 있다는 것은 얼마나 큰 희망인가? 많은 환우들이 찾아갈 가족도 없지만, 김상원에게는 "가장 사랑하는 딸과 여생을 함께 보내겠다"고 하시는 어머니가 계시다. 언제나 따듯이 받아들여주고 인정해주는 어머니는 행복의 샘이다. 행복한 마음은 일상의 단조로움을 희망으로 채우고 세상을 이해할 것 같은 여유를 준다. 이명순은 우연히 연결된 한 남자로부터 꽃과 캔디를 받게 되고, 나아가서 함께 삶의 여정을 동반하게 될 반려자로 단단히 묶인다. 사랑하는 이에게 등불이 되어주고 싶은 마음이 들고 세상은 점점 의미 있게 된다. 세상의 누구와도 연결되지 못한 환자들은 병원에서 만난 환우들과 서로 '일으켜 세워주고, 보듬어 안아주며' 의지와 위로를 느낀다. 환자들은 함께 나눌 누군가와 연결되면서 단절된 절망의 골짜기에서 소생되고 그 연결이 점점 더 단단하게 되고 의미 있게 되는 것을 체험한다.

<시>

『목련꽃』
……
보리싹으로 뿌리 내려
꼭 뭉친 함박눈 덩어리들로
봄을 주렁주렁 달고
시름시름 앓고 있는 황달색 세상에

하얀 백의의 천사들의 밝고 순수한 미소 ……

<유경환 작> (등불, 1991)

『작은 우리들의 세상』

……

가난하지만 우리에게도
작은 사랑이 있습니다,

……

내가 너를 일으켜 세울 수 있고
네가 나를 보듬어 안아줄 수 있는 세상
우리들의 사랑입니다,

오늘도 꿈은 살아 꿈틀거리고
사랑의 발걸음으로 뛰는 가슴엔
행복이 자라납니다,
빛나는 내일이 있기에

<김미선 작> (등불, 1991)

『나는 날지 못하는 젖은 날개』

…… ..

나는 날지 못하는 젖은 날개
나는 젖은 날개를 안고 살다가는 한 마리의 새

……

언젠가는 젖은 날개를 활짝 펴 사랑하는 이들의 등불이 되어주고 싶어라,

<김원미 작> (등불, 1992)

『방위』

……

깜깜한 밤엔 북두성과 십자성이 있어

남과 북이 어디라는 것을 대강 짐작할 수 있으니
그것만으로도 다행이라……
그러나 구름으로 꽉 채워진 밤하늘에선
어떻게 방위를 구할 것인가?
지금이라도 독도법을 익혀
정확한 방위를 구해야겠다.

<이동근 작> (등불, 1992)

『그날』
마음을 굳게 다지며
그 날이 오리라 믿으며 오늘도 기도드립니다.

<김재연 작> (등불, 1997)

『등불』
……
긴 어두운 터널
어떻게 하여 여기까지 왔나
힘들고 캄캄하기만 했던 날들

나 피곤하여
가던 길 멈추고 돌더미에 쉴 때
한 빛 어둠 뚫고
영혼의 생명 느끼게 하는 것 있으니……

<안병수 작> (등불, 1993)

『기념일』
달력을 보면 기념일이 많다.
현충일, 성탄절, 어린이 날
개인에게도 기념일이 있다.

생일, 또는 결혼기념일 등
…… 중략 ……
완전히 회복하여 좋은 사회인으로
퇴원하는 날
다시는 어둠이 없는 나의 기쁜 날
그날이 곧 앞으로 인생에서
나의 기념일이 될 것이다.

<고상현> (등불, 1997)

『희당』
지난날의 상처를 치유하기엔 너무 깊어져
가슴속의 슬픈 강물, 마지막 실오리 같은 한 가닥 희망을 잡고
좀처럼 올 것 같지 않은 나의 봄이지만 간절히 기다려 본다.

<임미순 작> (등불, 1997)

『갈대』
바람에 불면 쓰러졌다 꺼지면 일어나는
갈대가 되고 싶어라.
…… 중략 ……
폭풍우에도 굴하지 않고 꺾이지 않는 갈대이고 싶어라

<노정옥 작> (등불, 1997)

<수필과 수기>

『나의 고백』

남몰래 눈물 흘리는 밤엔 가슴이 시려웁니다.

가슴속의 아픈 상처로 인해 차디찬 바람이 뼈 속을 스치고 지나갑니다.
…… 중략……

그 꿈들은 어디론가 사라져버리고 하얀 슬픔만 남았습니다.
세상은 오래전에 나를 버렸건만
모질지 못한 나는 오늘도 미련에 눈물짓고 있습니다.

이 가엾은 인생은
오늘도 이 어둠을 헤매고 있습니다.
지금 창밖엔 비바람이 몰아쳐도
내일 아침이면 해가 뜬다기에
어린 목숨을 부지하고 살아갑니다.
…… 중략 ……

무엇보다도 철저히 외면당하고 버림받았다는 사실이 참으로 가혹한
형벌로 느껴졌습니다.
이 험한 세상을 나 홀로 살아가기엔 내가 너무 무능하였고 그런 나를
세상은 가차 없이 쫓아냈습니다.

<김미선 작> (등불, 1993)

『 나의 자서전 』

…

그렇게 2년 2개월 동안을 일할 의욕도, 아무런 희망도 없이 오직 잠
만 자고 다른 사람과 이야기도 없이 지냈다. 그런데 무슨 계기인지는
잘 모르겠지만, 언제부턴가 내 마음에 변화가 일어나고 있었다. 이렇
게 똑같은 생활을 반복하는 것이 무의미하다고 생각되었고, 무엇인가
내가 살아 있다고는 것을 증명할 만한 일을 하고 싶었다.

…중략 …

97년 3월 14일-나는 야간작업을 마치고 지친 몸으로 기숙사에 돌아왔다 옆방의 친구가 오더니 그 남자가 나에게 전해주라고 했다며 꽃다발과 사탕을 주는 것이었다, 나는 태어나서 처음으로 남자에게 꽃다발과 사탕을 받았다, 그때의 내 마음을 어떻게 설명할 수 있을까?

<이명순> (등불, 1997)

『어머니와 나』

…… 어느 날 어머니가 부르시더니 이렇게 말씀하셨다, 내가 낳은 자식들 모두를 사랑하지만 그 중 너를 제일 사랑하고 여생은 너와 함께 살고 싶구나, 이젠 세상에 내보내도 아무 걱정이 되지 않는다, 너는 너를 위하여 시간을 쓰도록 해라,

…… 중략 ……

환우가 꺾어온 야생화 향기에 취해 …… 꽃향기가 사랑의 향기로 변하며 단조로운 일상이 희망으로 번져 나간다, 이 순간이 참 기쁘고 행복하고 정말 세상을 이해할 수 있을 것 같다, 그래 움직이자,

<김상원 작> (등불, 1997)

『아버지의 꽃』

…… 어느 해 봄 아버지께서 까만 꽃씨를 몇 개 얻어 와서 꽃밭에 뿌리셨다, 어느 날 드디어 발그레 꽃봉오리가 지더니 며칠 후엔 꽃이 피기 시작했다, 그 꽃의 이름은 생각나지 않지만 내가 본 꽃 중에서 가장 아름다운 꽃이라고 기억한다, 중략…… 지금 우리 병원 앞마당에 장미가 있어 해마다 피고 지지만 어디 그 꽃에 비기랴, 나도 언제

고 내 집 앞뜰에 그 추억의 꽃을 심어보리라.

<김병수 작> (등불, 1997)

『퇴원을 기다리며』

엄격히 지켜지는 투약시간과 주간별 계획으로 인해 불필요한 걱정과
서두름이 사라져 갔다.
　…… 중략 ……
이제 며칠 정도 있으면 퇴원하여 사회생활의 첫 걸음이 올 것이다.
밝고 희망차며 스스로를 잘 다스리는 생활로 갈 것이며 힘 써 일하며
보람을 찾는 미래를 꿈 꿀 것이다. ……

<김원각 작> (등불, 1991)

『기도』

오! 하느님 어서 낫게 해주세요. 85년에 입원하여 90년까지 수많은
시간들이 외로웠고 …… 지금은 외로움을 달래서 이 글을 씁니다. 외
로울 땐 울고 싶고, 모든 분들이 그리워요. 혼자 집에 있노라면 무인
도에 혼자 있는 기분입니다. ……
　절망의 영원한 밤만 계속되는 인생은 절대로 존재하지 않아요……
　'운명에 순응하자 이것이 치유의 길이니까'

<차진욱 작> (등불, 1992)

『무제』

…… 무기력하게 의미 없이 죽든지 추구하다가 죽든지 둘 중 하나를
택하는 길밖에 다른 길이 없다…… 최소한 나에게 주어진 상황보다
더 나빠지기는 어렵다는 생각을 쉬 지우지 못하는 지금, 하루하루를
어떻게 하면 잘 보낼까 생각한다……

<김준엽 작: 출처: 등불(1991)>

『입원에서 공장까지』

…… (재활)병동이 내 집이고 공장이 내 직장이다, 사회에 있는 사람들과 임금의 차이는 있지만 크게 섭섭하지 않다, 적지도 많지도 않은 돈을 내 앞으로 저금할 수 있다는 게 어떻게 보면 주위에 환자들에 비해 행운이라는 생각이 든다,

얼마 전에 저금한 돈을 찾아 용인으로 단체외출을 나가 사고 싶은 물건도 사고 3년 만에 짜장면도 사먹었다, 그렇게 좋을 수가 없었다…… 중략 ……
병동에서 잠만 자는 생활보다 공장에서 나를 필요로 하는 사람이 되고 싶다, 아주 잘하지는 못하지만 절망적인 것보다는 희망을 바라보고 살기로 했다,

<조계옥 작: 출처: 등불(1993)>

　　　　『희망에 관하여』

　　……

경험에서는 인생의 치명적 상처로 남지 않는다면 불필요한 부분이 전혀 없다, 쓴맛, 단맛, 다 보며 그 나이 때의 가능한 체험을 많이 할수록 어른에 가까워 질 것이고 이런 사실을 자신이 깨닫는 순간 그는 무엇에도 비길 수 없는 희열을 느낄 수 있게 된다, 얼마나 멋진 일일까? 이렇듯 인격의 성숙에 따라 본인은 기쁨을 맛보고 자신감을 얻게 되어 다시금 새로운 희망을 가득 품에 안을 수 있는 것이다, 이렇듯 희망은 늘 존재하는 것이면서도 얻기 어렵고 그 힘의 위력은 대단한 것이다, 자신의 자아에 걸맞은 희망은 자기 자신 속에 깃들어 있는 인간의 행복인지도 모른다,

<박소연 작: 출처: 등불(1991)>

『병마를 이기고』

……

입원하여 생활하던 중 행동이 원만해지고 웬일인지 가슴이 확 트이며 하고 싶은 생각 방향이 잡히더군요. 모든 면이 정상으로 돌아오는 기분은 이루 말할 수 없었고, 지금도 모든 일에 자신이 생깁니다. 그 후에도 짧게 2번 정도 입원했지만 다시 병원에 입원하지 않을 수 있다는 자신감과 어떻게 생활을 조절해야 하는지를 알고 있어요…… 모든 병이 혼자의 힘으로는 안 된다는 것을 피부로 절실히 느꼈고 주위 분들이 도움을 아끼지 말아야 하고 가족적인 치료가 되어야 해요……

<안옥희 작; 출처: 등불(1992)>

『긴 겨울잠에서 깨어나』

 아직까지 1주일에 한번 병원을 가고 하루에 서번 약을 먹어야 한다. 아직도 힘들고 내 힘으로 풀리지 않는 어려움들은 많다. 그러나 난 더 밑을 내려다 볼 여유가 생겼다.
요즈음도 난 불면증으로 고생한다. 나는 아직까지 안정된 직업을 얻지도 못했고 대화가 힘들어서 다양한 인간관계도 맺지 못했다. 그러나 지금까지 달라진 만큼 앞으로 더 달라질 수 있으리라 희망할 뿐이다…… 입지전적 사람이 되는 것이 아닌, 그냥 남들과 별다른 점이 없이 길을 걷고 공기를 마시고 전철을 타고 배추와 무값 오른 이야기를 하는 그런 ……

<노우현 작; 출처: 등불(1992)>

4) 참여자들의 체험

(1) 체험된 몸: 신체성

참여자들은 질병과정을 통해 고통스럽고, 와해되는 혼란스런 몸을 경험한다. 따라서 몸의 체험은 정신질환자들에게 좀 더 특별한 의미를 지닌다. 본 연구 참여자들의 진술에 나타난 고통스런 몸의 체험은 크게 3 단계로 나누어 볼 수 있었다. 첫 단계는 급성 발병 기에 경험하는 혼란스런 몸의 지각인데, 특히 정신분열병환자의 경우 극단적인 고통을 겪는다. "그건 너무나 끔찍한 경험이죠. 내가 붕괴되어버리는 것 같은", "에스컬레이터로 내가 빨려 들어가는 것 같고", "머리 속에 회로가 얽혀 있고, 쾅 터지는 것 같고" "내 몸에서 내가 빠져나가는 것 같고" 등으로 참여자들은 이때의 고통스런 경험을 표현하고 있다. 두 번째 단계에서는 약물치료를 하면서 약의 부작용으로 억눌리고 고통 받는 몸을 체험한다. 이때의 체험을 참여자들은 "몸이 너무 처지고, 뻣뻣하고 갑옷 입은 것 같은 느낌이 들고, 둔해 가지고 즐거운 기분을 느낄 수 없고, 살이 찌니까 내가 봐도 너무 멍청하고 나 아닌 것 같고……"라고 표현한다. 마지막 단계에서는 시간이 지나면서 참여자들은 아무것도 잘 할 수 없는 무능력한 몸, 세상에서 잘 받아들여주지 않는 몸, 세상에서 무시하고 함부로 다루는 몸을 체험한다. "정신병이 있다하면 누가 받아주겠어요?", "문제는, 약을 먹으면서 시멘트 한 포라도 둘러메고 올라갈 수 있어야 한다는 거지요." 이렇게 병으로 무력해진 몸은 구속되어 있는 상태와 같다. 스스로 어찌할 수 없기 때문이다. 이중섭의 그림 「묶여 있는 사람들」은 이러한 구속 상태를 표현하고 있다. 참여자들은 구속당한 고통스런

몸을 체험하면서 흔히 좌절하게 되고 몸을 처분해버리고 싶은 충동
을 느끼기도 한다. 그러나 이러한 몸의 움직임은 온전해짐을 지향한
다. 온전해진다는 것은 단순히 신체적으로 결함이 없는 몸이 되는
것만 아니라, 증상이나 약으로 구속되지 않은 자유로운 몸, 세상에서
받아들여지는 몸을 경험하는 것이다. 이러한 온전한 몸의 지향은 이
중섭의 「소」, 「싸우는 소」 두 편의 그림에서도 읽을 수 있다. 싸우
는 소에서는 기진맥진하여 아무런 의욕이 없어 보이는 무력한 몸을
느낄 수 있지만, 회복 후 의사에게 선물한 소 그림에는 온전한 몸이
강렬하게 표현되어 있다.

참여자들은 이렇게 온전한 몸을 지향하면서, 한편 병을 가진 몸
의 한계를 수용하고 한계를 초월하여 자신을 사랑하기까지의 체험
을 한다.

본 연구 참여자들이 체험한 신체를 구체적으로 기술하면 다음과
같다.

가. 몸 상태가 좋아짐

정신질환을 앓으며 살아가는 과정에 희망을 느끼게 되는 시점을
참여자들은 한결같이 "몸 상태가 좋아지면서"라고 기술하고 있다.
증상발현 상태가 지나고 약물에 어느 정도 적응되면 아우성치던
혼란스런 몸은 잠잠해져 가고, 몸이 약물의 구속에서 조금씩 풀려
나면서 참여자들은 자기 자신에 대한 감각을 회복해간다. 굳었던
몸이 점차 유연하고 민첩해지며, 둔탁한 머리가 다소 맑아지게 된
다. 그들의 몸은 조금씩 자유롭게 움직여지고, 제 모습을 찾아간
다. 마치 수분부족으로 탈진했던 환자의 몸에 수액이 들어가면서

피부는 탄력을 찾고 원기를 회복하는 것과 다를 바 없다. 이때의 경험을 참여자는 "이제 살 것 같다.", "마치 상처에 새살이 새록새록 돋아나는 것 같다"고 표현한다. 이것은 몸이 위협으로부터 벗어났다는 것, 부서졌던 자기가 제 모습을 찾아가는 것에 대한 안도이며, 좀 더 온전한 몸이 되리라는 기대이다. 그러나 이때 일부 참여자들은 늘어난 체중으로 인하여 제 모습을 찾지 못하여 심각한 좌절을 경험한다. 온전한 제 모습과는 너무나 다른 자신의 모습을 보며, 약을 먹지 않으려는 유혹을 받기도 하고, 스스로 목숨을 끊어 버리고 싶은 충동을 느끼기도 한다.

살이 쪄서 배가 나오고 했을 때는 정말 희망이 없어지는 것 같았어요. 약을 올리니까 더 살이 찌겠구나 하고 내버려두었는데 정말 살이 많이 쪘어요. 그냥 포기한거죠, 사는 거 자체를 포기한거 같아요. 그때 기분은, 내 모습을 보면 너무 비참해서 죽고 싶은 마음이 들었어요……. (참여자 C)

…… 말이 어눌하고 둔하고 거울 보면 바보 같고…… 비참한 생각까지 들었어요. …… 가슴이 아픈 것은 이해능력이나 지적 능력이 떨어지지 않았는가 하는 거, 체력적으로도 살이 너무 쪄가지고 힘이 없어지고 그런 것들이죠. (참여자 C)
(약의 부작용으로 살찌고 둔해진 몸으로 인하여 절망을 느낀다.)

…… 약을 먹는 것은 당연해요. 문제는 이 약을 먹고도 사회생활 할 수 있느냐는 거지, 내 문제는 사회생활이 되어야 된다는 거지요. 이 약을 먹고 노가다 시멘트 한 포라도 메고 언덕을 올라 갈 수 있는 체력을 가지고 이 세상을 적극적으로 생활할 수 있느냐 하는 거지요……
…… 이렇게 살 바에는 약 안 먹고 맞서보자 하는 생각이 들기도 해요. 이렇게 병든 닭 모양으로 있으니 살아있다고 하기 어렵죠. (참여자 D)

(약을 먹으면서 사회의 한사람으로 기능하기 어려우리라는 좌절을 경험한다)

그 전 같으면 자기 전에 시끄러운 소리가 들리면 쓸데없이 예민해지고 누가 일부러 그러는 거 같았는데, 지금은 그저 소리일 뿐이고 그러니까 상태가 좋아진 거지요. 아직 완치는 아니지만 좋아지고 있는 것을 느낄 수 있어요. (밝은 표정이 된다)   (참여자 G)

…… 한 달 지나고 나니까 주치의도 바뀌고 약도 한 가지가 줄어들고 한 가지가 다른 약으로 대치되고 그러니까 몸이 가볍고 머리도 트이고 기운이 나더라고요. 그때는 야 아무개야 하고 부르고 싶어도 말이 안나가더라구요. 소리가, 힘이 없어가지고   (참여자 F)

조금씩 건강해진다는 것을 느끼고, 둔탁해진 머리가 트인다는 거, 내가 매일 일부일부 조금씩 나아지는 것을 느끼면서 행동도 민첩해지게 되니까, 먹고 입고 씻고 하는 것이 잘 되니까, 살아나는 거 같죠. 그 전에는 씻고 닦고, 옷 입고, 음식 만드는 거 그런 것도 겁이 났어요. 이거 어떻게 하나, 어떻게 만드나 하고 그냥 있고……   (참여자 F)

요즘 들어서 조금 희망이 보여요. 전에는 여기 다니기도 아주 힘들었고, 온몸이 막 아프고 그랬거든요. 몸이 좋아지면서 가벼워지면서 계기가 된 거죠.   (참여자 C)

…… 고통이 심하게 올 때 보다 점점 나아지고 그러니까 머리 속이 많이 복잡하던 것에서 헤어나고 정신없게 했던 것에서 조금씩 해방되면서, 뭐라고 할까, 미래의 어떠한 희망감 같은 것이 생기고, 제게도 좋은 미래가 올 것 같은 생각을 하게 된 거죠.   (참여자 E)
(증상이 조절되고 약물에 적응되면서 몸이 좋아짐을 지각하고 희망을 느

끼기 시작한다)

나. 해낼 수 있는 당당한 자신을 발견함

① 목표를 가짐

목표를 갖는 것은 참여자들의 와해된 자아가 목표라는 범주 속에 통합되는 과정임을 알 수 있다. 모든 참여자들은 다양한 목표를 가지고 있었는데, 이는 우선 "낮병동에 적응하는 것", "책을 한 권 다 읽는 것", "요리를 배우는 것", "갖고 싶은 것을 살 수 있는 돈을 벌기 위해 임시직을 구하는 것", "아이들이 졸업할 때까지 힘들어도 직업을 계속하는 것", "홀로서기를 하는 것" 등이었다. 이 목표들은 대체로 구체적이고 단기적인 성취 가능한 것들이었고, 이는 곧 실천으로 연결되는 에너지가 되었다.

참여자들은 목표를 세우고, 목표를 이룸으로서 변화될 미래를 기대하던서 목표를 실천하도록 스스로를 독려한다. 참여자 A는 아들 졸업 때까지 직장에 다니겠다는 목표를 세우면서 힘든 직장생활을 이겨내도록 자신을 채찍질하고 당당하게 졸업식에 참석할 자기 모습을 기대하고 있었다.

이렇게 목표를 세움으로서 참여자들은 현재를 견뎌내고, 미래를 기대하며, 동기화되고, 새로워진 자신을 체험하였다.

공인 중계사 자격증을 따면 좋을 것 같아 도전해 봤지, 내가 공부로 할 수 있는 것은 좀 하거든, 중계업무가 인간관계를 잘해야 하니까, 나는 그런 거 못해서 내가 직접 안 하더라도 자격증을 빌려주면 되겠다 쇼에서 해봤지, 그래가지고 붙었어요. ……   (참여자 A)

어떻게든 4년간만 넘기면 되겠는데…… 중략 …… 아들 대학 졸업식 때는 꼭 가야지…… 지금 그만두고 3년이나 실업자로 있다가 가려면 오라고도 안할 거요.   (참여자 A)

공사장에서 일했는데 아유 힘들어요. 인터넷 전용선 깔고 싶어서 한번 다녀봐야겠다 생각하고 갔어요…… 하루 일당 4만 오천 원 받거든요. 전용선 까는데 십만 원 정도 나오더라고요. 그래서 4일 다녔어요. (참여자 B)

복지관에서 봉사활동하고 있어요. 3개월이 되가는데 6개월까지 계속하면 요리강습을 반값에 배울 수 있어요. 어머니가 나이 들어 힘들어하시니까, 요리 배워서 도와 드릴려구요.   (참여자 B)

…… 조금 더 좋아지면은 환자들 중심으로 하는 작업장 같은 거 있잖아요. 아니면 정신보건센터사무실에서 우표붙이는 거라든지 그런 거 해 볼 생각예요……
…… 저의 큰 과제는 홀로서기를 해야 한다는 것이죠. 혼자서 할 수 있는 일을 찾아야 한다는 거, 지금은 여기에 학교처럼 다니면서 훈련을 받는 거구요. 이런 상태로 몇 년 더 치료하면 좋겠어요. 그러면 기능이 더 좋아져 갔고, 작은 가게일도 눈치가 있어야 하는 거니까, 저는 몸을 움직여 뭘 해야 하니까, 이삼 년만 더 부모님 말씀에 순종하며 잘 적응하다 보면…… 조금이라고 돈을 벌어서 제 나름대로 적응하고 잘 지낼 수 있으리라고 생각해요.   (참여자 C)

당장 할 일은 낮병동에 적응하는 거죠. 낮병동 프로그램에 맞추어 잘 보내는 거예요. 그리고 나름대로 신앙서적을 많이 읽을려구요. 신앙서적을 읽는 것이 보람 있다고 생각해요.   (참여자 D)

책은 사서도 보고 여기서 빌려다 보기도 해요. 처음에는 솔직히 책이 머리에 들어오지 않았어요. 그런데 여기서 하나 가져다가 끝까지 읽었어요, 쉬운 책으로, 끝가지 읽는데 목표를 두고, 다 읽고 나니까 보람이 있죠, 해냈구나 하죠, 그리고 환자 교육받으니까 공부하지 않으면 안된다구, 그래야 폐인 되지 않는다고 해요.   (참여자 F)

② 작은 성취에서 커가는 자신감

참여자들은 주변에서 할 수 있는 작은 일들을 해내면서 즐거움을 느끼고 자신감을 얻었다. 참여자들이 할 수 있는 일은 가족의 일을 도와주는 것, 공공근로사업 참여, 병원 찻집운영 등 사소한 일이었지만 일을 성취하면서 경험하는 자신감은 작은 것이 아니었다. 참여자 D는 공공근로사업에 참여하여 맡게 된 동사무소 업무를 중도에 그만두면서 왜소해지는 자신을 느끼는 반면, 참여자 C는 낮 병원의 찻집 운영을 잘 해내면서 사회에 나가서도 일을 할 수 있을 것 같은 자신감을 경험하였다. 또한 참여자 D는 집을 떠나서 지내는 며칠간을 잘 보냈다는 것만으로도 자신을 너무나 대견하게 느끼고, 구속에서 벗어날 수 있다는 자신감을 갖게 되었다. 참여자들은 이러한 사소한 성취를 통하여 억눌려 있던 다른 잠재성이 일깨워지고 힘이 북돋우어진 자신을 만나게 되고 좀 더 나은 미래의 자기의 모습을 기대하게 된다.

집을 떠나서 태백이라는 곳에 있는 수도원에 가서 며칠 생활하고 온 것은 제겐 대단한 거죠, 우리 정신질환자들은 약에 얽매이고 생활에 없어요, 약을 먹지 않으면 안 된다, 집을 떠나서 혼자 생활할 수 없다 그런 거죠, 그러니 얼마나 불쌍해요, 집을 떠나면 약을 먹어 가면서 무사히 먹고 자고 할 수 있을까하는 두려움이 앞서죠, 그런데 그걸 갔다가 떨쳐 버릴 수 있었다는 것이 그렇게 좋은 거죠, 집을 떠날 수 있었다는 것이⋯⋯   (참여자 D)

어제까지 컴퓨터를 다 꾸몄어요. 용산에 가서 직접 재료 사다가 다 꾸미고 나니 홀가분하고 좋아요. 산에 다니고 남는 시간에 또 무엇을 해야할 텐데 프로그램 같은 거 세팅하는 것도 재미있고……   (참여자 B)

찻집을 하면서 1주일째는 괜찮았는데, 2주일째가 되면서 힘들었어요. 지난 한 주가 힘들었어요. … 그래도 극복했어요. 저의 기에서는 11만 천원 벌었어요. 그걸로 13만원 주고 핸드폰도 하나 샀어요. 작년모델 싼 걸로… 재미있었어요.   (참여자 F)

병원에서 찻집은 여러 번 맡아서 했었어요. 잘했거든요. 주방일도 잘하고서빙 같은 것은 밖에 나가서도 잘 할 수 있을 것 같아요. 앞으로 조금만더 살이 빠지면 동네에서 식당일 같은 거 알아 볼려구요……(참여자 C)

③ 경제적으로 의존하지 않는 당당함

본 연구에서 참여자들은 대부분 안정된 직업이 없어서 부모나가족에게 의존하고 있는 형편이었다. 참여자 B의 경우 부모님의집에서 생활하고 있지만 자신의 용돈을 스스로 해결하는 것만으로도 아주 당당해지는 모습을 보여주었고, 참여자 F의 경우는 비록정부 지원금으로 살고 있어도 가족의 도움을 받지 않고 살아갈 수있다는 것이 적극적으로 자신의 미래를 준비하게 하는 강한 힘이됨을 알 수 있다. 이렇게 경제적으로 독립한다는 것은 부모나 타인으로부터 분리된 개별적인 자기를 확고하게 만드는 경험이다

97년 전문대 졸업하고 이후에는 내가 졸업은 했으니까 부모님한테 어떤 이유에서든 의지하면 안 되겠다. 그런 결심을 했죠. 지금 돈을 못 벌고 있지만 모아둔 범위에서 쓰고 있어요. 부모님께 손 안 벌려요. 내 생활이 궁핍하긴 하지만 그래도 부모님 눈치 안보고…… 그러니까 아쉬

울 게 없죠, (참여자 B)

작은 동생한테도 도움이 끊어지고 생활보호 대상자로 30만원씩 받아서 아껴 쓰고 저축해요, 넉넉하지 않아도 손 안 벌리고 잘 살아요, 남들은 모자라서 형제들에게 도와 달라고 하는데 저는 오빠가 오히려 100만원 꾸어 달라고 했는데 싫다고 그랬어요, 나도 겨울 준비를 해야 하니까요, 항상 100단위는 수중에 가지고 있어야 해요, (참여자 F)

다. 건강한 자녀들의 모습을 확인함

부모들은 흔히 자녀들의 몸을 자신의 몸처럼 아주 가까운 존재로 경험하고, 자녀의 몸에 대한 원초적인 보호의식을 가지고 있다. 그런데 정신질환자인 아버지는 태어날 때부터 자녀들에게 지워준 위험한 상황, 즉 유전될지도 모르는 정신병 인자가 언제 발현될지도 모른다는 잠재적인 위험을 지켜봐야 했다. 자녀의 존재가 위협당하는 것은 곧 자신의 존재가 위협당하는 것으로 체험되었다. 전기 '큐티풀 마인드'에서 존 내쉬의 아내는 아들이 커가는 모습을 마음 졸이며 바라본다. 그런데 아들에게 정신병이 발병하자 세상이 무너지는 절망을 느낀다. "가장 염려했던 일이 일어난 것이다."라고 그때의 느낌을 기술하고 있다.

참여자 A는 자녀들이 자신과는 다른 성격으로 활발하고 건강하게 성장하고 있음을 확인하는데, 이는 자녀들의 건강한 몸이 자신의 불완전한 몸에 통합되는 체험이었다. 참여자 H는 결혼하여 자신의 아버지(사관학교 출신 장교)를 닮은 똑똑하고 건강한 자녀를 낳고 싶은 소망을 피력하였는데, 이는 자신의 병든 몸과는 분리되고 강건한 아버지의 몸이 구현된 태어날 자녀에 대한 기대를 통하여 자기의 몸을 온전하게 회복하려는 희망이라고 볼 수 있다.

돈이 없어도 아이들한테 피아노도 가리키고, 수영도 하라 하고, 스케이트도 가르치고, 괴외도 시키고 했는데 중학교에서 3등도 하고 1등도 하고 하더라고요. … 됐다, 녀희는 나와는 다르구나, 나와 같이 안 되고 잘 하는구나 하고 안심도 되고 잘 될 것 같고… 경비생활 한 보람도 느껴지고, 힘이 나지요. 정말 아이들은 나하고 완전히 달라요. 활동적이고 친구도 많고 보스기질도 있어요. 요새는 당구 치러 다니고, 본과 올라가기 전에 놀아본다고, 계집애도 방송반이고, 남자애도 88 방송반이었고, 노래도 잘하고 피아노도 잘치고… (자녀들에 대한 이야기를 하며 참여자의 표정은 밝아지고 목소리에는 힘이 솟는다) (참여자 A)

결혼하고 싶어요. 2세를 낳으면 좋을 것 같아서요. 아기는 ((참여자의)) 아버지를 닮아서 똑똑할 거예요……   (참여자 H)

녀무나 다행인 것은 아들이 잘 크고 있다는 것, 지금 내 품에는 없지만 5살 때까지 키워서 보낸 지 5년 되었거든요. 보낼 때, 내 몸보다 더 귀한 것을 그냥 보내서…… 그것이 녀무 가슴이 아팠지만 지금은 많이 나아졌어요. 그것 때문에 맨 날 울고 다니고 상담 받고 했는데, (눈물) 먼 훗날 언젠가는 좋은 모습으로 만나리라는 기대를 해요……
…… 또 다른 소망이 있다면 포도송이 같이 알알이 찬 아기를 갖고 싶은 것……   (참여자 C)

라. 병을 가진 몸을 수용하고 한계를 초월함

희망은 곤경에 빠졌다는 인식과 이러한 상황에 대한 평가를 바탕으로 시작된다. 곤경에 대한 평가는 좌절과 고통을 가져오지만 그것을 벗어나기 위한 대처 전략을 떠오르게 하기 때문이다. 참여자들의 체험에서도 병을 가진 자신을 인식하면서 희망이 시작되는 희망의 역설적인 측면을 볼 수 있었다.

흔히 정신분열병의 첫 발병 후 자살률이 가장 높다고 알려져 있는데, 이는 미처 에너지가 비축되고 활성화되지 못하여 곤경을 알아 가는 적극적인 과정으로 들어가지 못한 것으로 볼 수 있다. 한 참여자는 "병이 온 거예요. 그냥 병이 온 거죠"라고 속수무책으로 병을 받아들일 수밖에 없었던 무력감을 표현한다. 이러한 무력감과 절망감에서 출발하여 자신의 병에 대한 지식과 병을 앓으면서 살아가야 하는 한계를 알아가고, 다른 환우들의 상황과 보통 사람들이 살아가는 보편적인 모습을 알아가면서 힘을 얻은 자신을 인식하게 된다.

다음의 참여자의 기술에서 자신의 병에 대하여 '알아가는' 치열한 모습을 볼 수 있다. '알아간다'는 것은 현재 자신의 모습을 바로 보려는 노력이며, 미래를 향해 자신을 열어가려는 의지인 것이다.

선생님하고 이야기하니까, 나의 평소생각을 정리하니까, 제 나름대로 새롭게 볼 수 있어요. 기억하고 싶지 않은 과거도 있고 고통스런 이야기지만 괴롭다기보다는 시원한 것 같아요. 나는 내 문제에 대해 언제나 생각하고 괴로울 만큼 괴로워해서 개운한 것 같아요. 병에 대해서 감추지 않고 특별히 자랑할 것은 아니지만 상처를 덮어두고 안보는 것이 아니라 괴롭고 아파도 끝까지 알아가는 거죠. 끝까지······ 여러 사람들하고 만나서 이야기하면서 그런 작업을 계속해왔고 앞으로도 그렇게 할 거니까요.   (참여자 B)

① 병을 가진 자신을 인식함

참여자들의 체험에서 정신병을 가진 자기를 인정하는 데는 대체로 회복되고 재발되는 희망과 좌절의 과정이 요구되는 것을 알 수 있었다. 정신과 주치의나 가족은 환자에게 진단명을 가르쳐 주지 않는다. 한 참여자는 병원 안내문에서 자신의 주치의가 정신분열병 전공이라는 것을 읽고 나서 자신이 정신분열병임을 알았다고 하고 다른 참여자는 정신병이 발병한지 20여 년이 지났지만 여전히 정확한 진단을 모르고 있었다. 급성혼란기와 회복기를 겪은 참여자들은 진단은 몰라도 자신의 문제를 병으로 인식하고, 다시는 그렇게 되지 않기를 바라며 문제에 대처하기 시작한다.

그 당시에는 병이 없다고 생각했으니까, 약 안 먹어도 나을 수 있다고 생각했으니까, 그러다가 깨닫기까지 엄청난 대가를 치른 거죠. 한번 급성이 되고 나면 후유증도 심하니까, 안 겪었으면 좋았을 텐데…… 어찌는 수 없죠. 병식이라는 것이 생기면서 이제부터라도 잘하자 하는 그런 생각을 하게 된 거죠.　　　　　　　(참여자 B)

이게 병이구나 하는 거는 처음부터 알았다고 할 수 있지, 그때 밤새 부산바닥을 헤매고 그랬으니까, 불안이 극도로 심해서 아무튼 완전히 돌아 버린 거지, 근데 그때는 병이다 뭐다 하는 생각은 없어요. 그냥 어쩔 줄 모르고 뛰쳐나가서 돌아다녔는데 청량리 갔다 오고 서울대병원 갔다 오고 집에 있을 때 내가 내성적이고 그래서 적응 못하고 그런가 보다하고 생각했지, 내 병은 꼭 중정(중앙정보부)하고 얽혀요, 재발했을 때마다, 먼저도 청와대 가서 말해야 할 것 같더라고 위험해서 그랬는데 밤새 경찰서에서 지내고 나니까 내가 왜 그랬나 하고 그거 미친놈이지 영락없이…… 어머니는 여자를 너무 몰라서 그런가 하고 친척 형더러 여자들한테 돈 주고 데려다 주라고 했었거든, 결혼하면 좀 나으려나 하고 살아 갈려니 혼자서는 안 되는 거고 그래서 와이프를 붙잡은 거예요.　　　　　　　(참여자 A)

퇴원하고 나서 내가 정말 이상했었구나 하고 느끼고 병명도 알게 되었어요, 그때는 정말 두렵고, 아 큰일 날 뻔했구나, 고약한 병에 걸렸구나, 하는 생각이 들었지요, 하지만 어쩌겠어요, 이제부터 잘해서 완치하도록 해야지, 정신과 관련된 일이라 위험하잖아요. (참여자 G)

② 병게 대하여 알아감

참여자들은 병을 가진 몸을 느끼면서, 어둠속에 가려 있는 자신의 병의 정체가 무엇인지 알고자 하였다. 그런데 가족이나 의료진도 속 시원하게 알려주지 않았다. 참여자가 병에 대한 지식과 정보를 구하려는 것은 자신의 문제를 잘 앎으로서 대처하려는 노력이며, 세상에 만들어져 있는 개념들을 통하여 자신을 바라보려는 시도였다.

참여자들은 정신재활 교육, 인터넷과 책자를 통해 정보를 접할 수 있었다. 지식과 정보를 얻으면서 참여자는 사회에서 이야기하는 객관적인 자신의 모습을 확인하고 그 사회와 연결될 수 있는 길을 찾고 있었다. 참여자들은 활자화되어 있는 내용을 통해 자신이 겪는 주관적 경험을 객관적 지식으로 다시 받아들이며 이성적으로 대처해 가는 방법을 모색하게 된다. Hammond & Dean(1998)은 정신브건 교육에 참여한 후 힘을 얻고 희망을 갖게 되는 참여자들의 체험을 보고한 바 있는데, 본 연구의 참여자들도 유사한 체험을 나타내고 있다.

참여자 B는 인터넷과 책자를 통해 정보를 구하였고, 낮 병원에 다니는 참여자는 정신교육프로그램에서 병에 대해 공식적인 지식을 얻었다. 그러나 참여자 A는 20여 년의 질병기간동안 병에 대한 저대로 된 지식을 얻을 기회는 없었다.

…… 그런데 내 병이 뭐요? 병원에 20년을 넘게 다녀도 아무도 병명을 안 가르쳐 주더라고, 내가 분열병이요? 공포증이요? 나는 우울증이 심한 거 같아……   (참여자 A)

병에 대해서 …… 그 과정에는 인터넷도 보고 책도 보고 …… '

정신병을 이겨낸 사람들 '이라고 해서 좋아진 사람들 사례 있잖아요, 그리고 재발되는 사례, 여러 가지 사례들을 보고 그러니까 이러면 재발 하는구나 그런 거, 나는 약을 먹어야 되고 일상생활에서 어떻게 지내야 하는지, 뭐가 중요한지, 그런 것들이 보이는 거죠.

　급성일 때는 현실감각이 없죠. 약 먹으면서 우울증에 시달리고, 그런게 후유증이야요, 책보니까 완전 똑같더라고요. 정신보건가족협회인가요? 그쪽에서 나온 것도 그렇고, 제가 나름대로 보는 책도 있는데, 설명해 놓은 것이 저하고 똑같더라고요. 제가 경험하는 것이 책에 나오니까 신기하기도 하고 나름대로 정리가 되기도 하고, 어떻게 해야겠다 하는 생각도 들고, 그런걸 환자한테 인식시켜주는 것이 중요하다고 생각해요. 막무가내로 약 먹어라 하지 말고……　　　(참여자 B)

　서울시 정신보건네트에도 자주 가보고 그러는데 인터넷에 제가 알고 있던 지식들이 다 나와 있고 추가적으로 다른 것도 있더라고요, 그런 지식들이 많이 도움이 되는 것 같아요, 왜냐하면 그걸 알게 됨으로서 사회에서의 내 위치를 알게 되고 내 세계에만 빠져 있는 것이 아니라 이 병의 증상들과 나의 생각들이 이 사회에서는 어떻게 받아드려지고 있는지 하는 것을 알 수 있다고요. 그게 바로 현실과 연결되고 타협할 수 있는 바로 그거지요. 그런 것을 인식하게 되는 것은 중요한 계기가 되는 거지요.　(참여자 B)

교육하시는 선생님 얘기를 듣고 내가 아주 심하진 않구나, 아, 또 이런 병도 있을 수가 있구나, 그런 거 좀 알았어요, 아니깐 조금 용기가 났어요.　　　　　　　　　　　　　　　　　　　　(참여자 H)

인터넷에서 관계망상에 대해 알게 되었어요, 처음에 내 생각을 사람들이 다 알아차리는 것 같고 그러니까 나를 나쁘게 생각하게 되는 것 같고 그래서 너무 불안했거든요, 그런 거도 알게 되고……　　　(참여자 C)

③ 제약을 가진 몸을 인정하고 새로운 가능성을 열어감

참여자들은 병을 가지고 살아가는 자신의 한계와 제약된 삶의 방식을 인식하고 수용하는 과정을 겪어냈다. 이러한 과정은 자신의 것이라고 알고 있던 능력과 역할, 자신에 대한 기대를 상실해 가는 고통스런 체험이었다. 일류대학 진학과 엔지니어로서의 꿈을 가졌던 참여자 B, 결혼해서 아들 기르며 살고 싶었던 참여자 C, 당당한 ROTC 장교였던 D 등, 이들은 발병 후 약의 복용과 부작용, 재발과정을 겪으면서 자신이 가고자 했던 목표와 살아가고자 했던 방식들을 포기하거나 수정해야 하는 자기를 인식한다. 참여자들은 약의 복용으로 둔하고 약해진 몸, 저하된 지적 능력, 스트레스에 취약하고 걸핏하면 불안과 긴장을 느끼는 몸 등과 같은 손상된 자기를 받아들이고 여기에 맞추어 삶의 방식과 목표를 조정해 갔다. 그러나 그들이 한계를 수용하는 것은 한계 안에 자신을 가두어 두려는 것은 아니며 그 너머에 있는 가능성에 대하여 열려 있으되, 지금 여기에서의 가능성을 찾는 것이었다. 또한 병을 가진 몸을 인정하는 것은 병의 회복을 위해 자신이 해야 할 몫을 인정하고 책임지려 하는 적극적인 삶의 방식을 포함하고 있었다.

참여자 B의 체험은 한계를 넘어서려는 치열한 투쟁과 한계를 인정하는 과정을 잘 나타내주고 있다. 그는 직장도 다녀보고 공부도 해보면서 자신의 역량을 마음껏 펼쳐 보려는 도전을 하고 약을 중단하는 등, 병에 저항도 해보지만 불안이나 긴장, 병의 재발을 경험하면서 자신의 한계를 받아들였다. 그렇게 마음이 정리되기까지는 다른 방식의 삶은 보이지 않는다. 그러나 욕심을 다스리고 무리하지 않는 범위 내에서 남은 자원과 시간을 잘 활용하면 이제부터는 나머지 인생을 잘 살 수 있으리라는 기대를 하고 있었다.

한편 대부분의 참여자들은 장애인 등록 신청을 별 거부감 없이 하였는데, 이는 장애인 등록, 그 자체의 의미에 집중하기보다는 작은 혜택이나마 활용하려는 실용적인 태도가 앞서고 있었다.

어제도 부작용(불안, 긴장 등의 증상)이 났었거든요, 안 좋으니까 나는 아무것도 할 수 없구나 하는 생각이 막 들면서, 그런 생각이 들더라고요, 내가 이것과 맞부딪쳐 저항해서 부작용이 나더라도 내일이라도 당장 아침 일찍 일어나 잠을 못자더라도 마음껏 해보면 어떨까 하는 생각이 들어요, 그래도 좀 있다 생각해보면 이거는 한 순간 충동에 불과하다, 힘들 때는 푹 쉬면서 안정을 취하고 그 다음에 무얼 해야지, 순리를 억지로 거스르는 것은 위험한 거다, 하죠, 전에도 이런 것을 넘어서려 엄청 발버둥쳤죠, 그러다가 혹독하게 대가를 치르고 98년에 응급실에 갔었거든요, 그리고 확실히 알았죠, 안되는 것을, 그래서 내가 과거에 생각했던 시간을 잘 보내는 방법을 나름대로 해나가려고…… 중요한 것은 남은 인생을, 내가 병이 있으니까 너무 방만하거나 태만하지 말고, 병이 있으면 병이 있는 대로, 장애가 있으면 장애가 있는 대로, 돈이 없으면 돈이 없는 대로, 좀 벌 수 있으면 벌어 가면서, 있는 것을 가지고 시간을 잘 활용하는 것, 기분 좋게 보내는 것이죠…… (참여자 B)

옛날에는 많이 괴로웠었는데, 지금은 내가 해 본 것까지는 다해봤거든요, 1년 동안 공부도 해봤고, 직장도 2년 동안 계속은 아니지만 다녀봤고, 이제는 내가 뭘 할 수 있고, 뭘 할 수 없고가 대충 들어오고 이 상황에서는 이것밖에 할 수 없다는 한계설정이 되니까 덜 고민하게 되고, 2001년 들어서 그런 생각을 했어요, 내가 돈을 벌고 싶으면 부작용(불안, 긴장 등의 증상)을 감래해야 되고, 내가 편하게 지내고 싶으면 돈을 포기해야 한다, 그렇게 생각하고 지내는 거죠, 그 범위 안에서 해 나가는 거죠, 많이 받아 들인 거예요, 이 정도면 옛날

같으면 도저히 용납 못했는데……   (참여자 B)

약 때문에 아침에 일찍 못 일어나니까, 9시나 10에 일어나도 컴퓨터
켜놓고 하지도 않고 멍하니 있고 그러다가 12시나 되어야 정신이 좀 나
거든요. 그러니까 일반 직장은 어려워요. 그전에 시도 해봤지만 부작용
만 나고, 오후 시간 이용해서 프리랜서로 일할 수 있는 것을 계속 구상
하고 있어요……   (참여자 B)

비관적인 사람이 이 상황을 당했더라면 자살해 버렸을지도 모르죠.
좌절이 너무 심했으니까. 원래 공부도 그렇고 일도 그렇고 몰두해서
완벽하게 하는 성격이거든요. 저번에 공공근로로 동사무소에서 잠깐
일할 때도 저더러 너무 일을 잘한다고, 감탄해요. 회사에 들어가 마음
껏 일하고 내게 주어진 것을 펼쳐야 하는데, 그러지 못하니까, 정말
잘하고 싶은 욕심이 많았거든요. 꿈도 많았고, 그 만큼 더 좌절이 크
다고 할까요, 처절한 고통이죠. 그렇게 까지는 (자살하기) 되지 않았
으니까, 이제 위험한 고비는 넘겼으니까, 주어진 나머지 인생을 잘 살
아야죠. 내게 장애가 있더라고 주어진 자원을 잘 활용하고 남은 시간
을 잘 보내려고 해요…… 장애를 극복할 때 의기소침해지는 한계를
넘어야 해요. 저도 그랬지만, 눈에 보이지 않는 장애라 더욱 힘들지
몰라요, 정말 좌절이 왔을 때 그것을 인정하고 거기서 나름대로 취할
수 있는 삶을 사는 것이 순리이지, 그것을 거역하고 죽는다는 것
은…… 바람직하지 않죠, 인생은 나름대로 그 속에 의미가 있으니까
남들과 비교하면 불행해 지니까 비교를 거부해야죠. ……(참여자 B)

남들은 잘 지내는 데 나는 왜 이렇게 지내야 하나, 남들은 직장 다
니고 돈버는데 나는 왜 이럴까 하고 고민도 많이 하고 정말 괴로웠는
데, 지금은 나름대로 기다릴 줄도 알고, 여유를 가지고 생각할 수 있
게 되었어요, 존경받고 인정받고, 돈도 벌고 싶고 그런 거는 나도 강
했으니까…… 지금은 그런 거에서 많이 벗어나고 많이 좋아졌죠, 욕

심을 버린다는 것은 말이 안 되고, 그것을 다스린다고 해야 할 까, 인정할 것은 하고 가까운 데만 보지 말고 높은 데로 올라가 멀리 보고, 그런 것이 벗어나는 길인 것 같아요.   (참여자 B)

몇 년 전에 공인중계사 자격증을 땄어요. 내가 책보고 공부해서 하는 것은 좀 하거든요. 그래도 중계업은 못하지. 그거 사회성이 좋아야 하는데 나는 안 되니까, 괜히 스트레스만 받아요. 그래서 자격증을 빌려줬어요. 월 얼마씩 받기로 하고……   (참여자 A)

이제 사무실에서 일하는 것은 어렵죠, 컴퓨터는 좀 다룰 수 있지만…… 젊은 애들도 많은데 삼십이 넘은 아줌마를 누가 써주겠어요, 몸도 굼뜨고, 눈치도 없고, 아침 일찍부터 저녁까지 일하는 건 너무 무리고…… 내가 땀 흘려 일해서 벌어먹고 살면 그것만 해도 귀중하다고 생각해요. 여기 와서도 처음에는 걸레 빨고 그런 거 선뜻하기 싫었거든요. 지금은 안 그래요. 직업에 귀천이 어디 있어요? 식당 주방일 같은 거라도 할 수 있으면 하려고요. 대학 나왔다고 그런 거는 생각지 않아요.
사실, 부모님이 돌아가시고 나면 나는 어떡하나 하는 것도 걱정이에요. 혼자 살아가려면 내가 돈이라도 벌어야 하는데 그러지도 못하고, 엄마는 형제들한테 의지해서 살아야 한다고 그러시는데, 형제들에게 의지해서 어떻게 살아요? 그런 거 좀 보기 위해서 어제는 김**씨 집에 갔었어요. 김**씨는 부모님 돌아가시고 형제들의 도움으로 방 하나 얻어서 혼자 살고 있거든요. 내가 그렇게 되는 거 아니에요. 그래서 내 미래를 위해서 가보느라고……   (참여자 C)

장애인 수첩을 만드니까 좋더라고요. 장애인으로 등록한다고 해서 불이익 당하는 것도 없고 … 중략… 그거 인정하는 데는 힘들었죠. 인정하는데 까지는 시간이 많이 걸리고, 요새는 순응하는 쪽으로 가는 편이죠. 예전에는 많이 괴롭고 그랬는데 지금은 그 안에서 무엇을

해야겠다, 장애를 인정하고 그 안에서 내가 할 수 있는 것을 찾아야
겠다 하고 있죠. (참여자 B)

장애인증이 있으면 고궁이나 전철이 무료거든요, 집에서 무료하게 있
는 것보다 돈 드는 거 없으니까 여기 저기 가보고 그러는 것도 좋아요,
장애인증으로 LPG 차도 빼서 가족들이 쓰고 있어요. (참여자 I)

장애인증은 크게 도움 되는 것은 없어도 뭐 전철은 무료로 타니까 괜
찮아요, 아무렇지도 않아요, 나라에서 그나마 해주니까 다행이죠. (참여자 C)

전도사님이 우리 환우들은 보통 사람 하는 것의 절반만큼만 하고 살면
된다고 그러셨는데, 그 말이 맞는 것 같아요, 다른 사람들 하루 8시간
일하면 우리는 4시간만 일하고 그걸로 만족하고 무리하지 말고 욕심내
지 말고 그렇게 사는 거…… 그전까지만 해도 정상적인 사람으로 똑같
이 살기를 원했는데 이제는 환자로서의 삶을 받아 들인 거죠. (참여자 D)

④ 자신을 사랑하게 됨

Gallo(1994)의 수기는 만성정신분열병환자가 자신을 스스로 낙
인화하면서 그 병명의 뒤에 숨으려 하는 모습을 잘 그리고 있다.
그는 자신을 "세상의 쓰레기"라고 생각했었지만 치열한 고투 끝에
스스로 좋은 이미지를 그릴 수 있게 되는 과정을 보여주고 있다.
본 연구의 참여자들도 이와 유사한 체험을 기술하고 있었다. 발병
초기, 병이 난 자신을 받아들이지 못하고 미워하며 세상에서 사라
져 버리고 싶은 유혹을 느끼기도 하였다. "하느님의 벌을 받은
몸", "재수 없는 인간"으로 생각하기도 하였다. 그러나 오랜 시간

재발과 회복을 반복하며 고통으로 시달려온 자신의 몸에 애처로움과 연민을 느끼며 더 이상 내버려두지 말고 사랑해주어야겠다는 생각이 들게 되었다. 이는 보편적인 인간애에 가까우며 자신도 사랑해야 하는 보편적 타자의 범주에 속하는 것이다.

집에 가면 내 사진을 걸어 놓았어요. 왜냐하면, 전에는 내 자신을 비하하는 게 심했어요. 성적 떨어지고 병나면서부터, 나는 아무것도 못하고 제대로 하는 것도 없다고 생각했는데, 나는 왜 이럴까 하고, 그러다가 내 자신을 사랑하고 존중해야겠다하는 생각이 들었어요. 그런 의미에서 웃는 제 사진을 걸어 놓고, 여유 있게 있는 사진을 보면서 병은 있지만 내 자신을 아끼고 사랑해야 한다는 생각을 하게 되었어요. 올해 들어서서……   (참여자 B)

…… 병이 났을 때 벌 받았다고 생각했어요. 지금은 그렇지 않아요. 재발하면 그 원인을 생각해 보자는 것이지…… 중략 …… 내가 정신병이 들어 고생은 엄청 했지만 언젠가는 말을 할 때가 올 것이라고 믿었는데, 지금 그때가 거의 온 것 같아요. 정신장애인을 사랑하게 되고, 물론 내 자신이 정신장애인이니까 이제 내 자신도 사랑하고 있어요. 환자들에게 그런 얘기를 해주고 싶어요.   (참여자 I)

⑤ 힘든 여정을 살아가는 많은 사람들 가운데 하나인 자신을 인식함
  참여자들은 다른 보통 사람들의 삶을 들여다보고 그 속에 깃들여 있는 애환을 인식하며 자신을 돌아보곤 하였다. 또한 자신보다 상황이 나쁜 환우와 비교하고 다른 장애인들의 처지를 생각해 보기도 하였다. 특히 정신질환자들은 끊임없이 보통사람들의 삶으로 돌아가고 싶어 하는데(Lorenz, 1992), 참여자들은 그들이 돌아가고 싶어 하는 보통의 삶에도 어려움은 여전히 존재함을 마음속 깊

이 느끼면서 위로를 받는다.

모두들 살아가는 것이 어렵다고 해요. 저도 운이 좀 따라주면 괜찮겠고, 그렇지 않으면 어렵겠다하는 생각이 들어요. 운이 안 따라 준다 해도 받아드려야 하잖아요? 그래야 제가 편하지요. 운이 좋은 때도 있고, 안 좋은 때도 있고 그렇게 반복되는 것 같아요.   (참여자 G)

병이 안 났더라고 살아가는 게 힘들기는 마찬가지일 것 같아요. 고 3때도 정말 힘들었거든요. 압박감으로 고통스러웠고, 병이 나서 지금 쉬엄쉬엄 사니까 그런 압박감은 덜하지요. 외국인 회사 다니는 친구도 그렇고, 스트레스가 많다고……   (참여자 B)

세 평짜리 방에 살아도 이것이 내 인생인가보다 하고 살아가는 거지요. 다른 사람과 비교하여 비참하게 생각하거나 그러지 않고, 하긴 뭐 잘됐다 해도 나름대로는 고통이 다 있더라고……   (참여자 A)

장애가 있다고 해도 눈이 안 보인다든가 하는 것과 비교하기는 그렇지만 그런 경우보다는 낫죠. 정신적으로 좀 부작용이 있기는 하지만, 약 먹으면서 해나갈 수 있고,…   (참여자 B)

마. 즐거움을 체험함

참여자들의 기술을 통해서 볼 때, 희망의 체험구조에는 즐거움의 체험이 중요하게 자리하고 있었다. 즐거움을 체험하고자 하는 것은 생동감 있게 살아있는 자기를 확인하려는 것이며 삶의 의미를 찾으려는 것이었다. 여기에서의 즐거움은 생명을 잠식할 수도 있는 단순한 쾌락이 아니고 생명을 키우는 즐거움이다. 그러한 즐거움을 체험하고 잠자리에 들면 "하루를 잘 보냈구나"하는 생각과 뿌듯한 기분이 들었다.

① 세상사는 작은 즐거움

정신질환자인 Dyktra(1997)는 "오늘은 기분 좋은 날이다……
햇빛이 창문으로 쏟아져 들어오고 고양이는 늘어지게 기지개를 한
다. 나는 건강식품으로 간단히 식사를 하고 일지를 쓰고 운동을
한다. 이것이 나의 일상이다……"라고 소박한 일상의 즐거움을 기
술하고 있다.

본 연구에서도 참여자들은 바다를 바라보며, 공원을 거닐며 잔
잔한 즐거움을 느끼고, 백화점에서 쇼핑을 하고 영화나 전시회를
보며, 레스토랑에서 맛있는 음식을 먹고 건설적이고 진정한 대화
를 나누면서 자신의 존재가 충만해짐을 체험하였다.

…… 가슴을 좀 가라앉히고 안정이 되면서 주위를 둘러보니까 세상에
참 즐겁고 재미있는 게 있는 것 같아요. 꼭 가정, 자식 고것만 아니더라
도 뭐, 문화센터에 가 가지고 구경을 하고 온다던지, 백화점을 둘러본다
든지, 영화감상도 하고, 어떤 때는 사회적응훈련 같은 데 차타고 가서
그런데 가 가지고 음미한다던지, 레스토랑 같은데서 맛있는 것 먹고 그
러면서 돌아오면 마음이 즐거워지고 꽉 찬 것 같고, 보통의 생활로 돌
아온 거 같은 그런 느낌, 그런 마음을 가지게 되죠.   (참여자 C)

주말 같은 때, 동생네가 와서 같이 밥 먹고 그러면 너무 즐겁고 좋
아요. 아기들이 꼬물꼬물 다니고 그런 모습도 좋고, 할 일 없을 때는
TV 보고 낮잠도 한숨자고 그러면 평화롭고 행복해요.   (참여자 C)

집에 가면 찌개 바글바글 끓여서 밥 먹고, 라디오에서 음악도 듣고 그런 거가 좋아요. 여기 오면 친구 만나서 얘기하고 말씀도 듣고 그런 것도 좋고요.   (참여자 F)

주말에 월미도에 갔었어요. 장애인증이 있어서 철도나 고궁은 할인 되거든요. 바다를 바라보니까 참 평화롭고 좋아요. 왕복 천 이백 원이면 가거든요. 다른 사람은 그 시간에 잠자요. (웃음) 공원에 올라가 산책하고 노래도 한자리 불러보고. ……   (참여자 D)

② 창조적 자기표현의 즐거움

자기표현을 한다는 것은 살아있음을 드러내는 것이며, 특히 창조적인 자기표현의 열망은 존재의 가치를 아름답게 나타내려는 욕구라고 할 수 있다.

본 연구의 참여자 B와 C는 발병 후 계속 일기를 쓰고 있었다. C는 언젠가 의미 있는 내용을 추려 출판하겠다는 의욕을 가지고 있었고, B는 3년째 다음 넷(Daum Net)에 컬럼을 운영하며 글을 쓰고 있었는데 "이야기하고 싶고, 글을 쓰고 싶어서 안 쓰면 안 되겠다……"고 한다. 이렇게 글을 쓰거나 작품을 만들면서 자기를 표현하면 그 자체가 즐겁고 살아 있는 의미를 느끼게 하는 체험이었다.

컴퓨터 관련 공부는 재미있어서 했어요. 해야 된다는 생각에서 한 것이 아니고 재미있으니까 하고 신기하기도 하고, 전에 동사무소 다닐 때는 그대로 적용해 보았는데, 직원이 양식을 보내 달라고 했는데 그걸 못했어요. 지금은 다 알고 넘어 갔는데 더 높은 경지를 향해 도전해 보아야 겠다는 생각이 들어요.   (참여자 B)

컴퓨터를 다 꾸미고 나니 마음이 뿌듯하고 기분이 좋아요. 남는 시간에 무엇을 할까, 프로그램 갈고 내 나름대로 세팅하는 것도 재미있고…… 다음(Daum)에 칼럼을 하나 쓰고 있어요, 정치 경제에 대한 이야기가 많고, 그 밖에 다른 소재는 곁들여서 쓰고 그러죠, 하나 쓰면 다음에는 무얼 쓸까 구상하고, 나는 워낙 글 쓰는 걸 좋아해서 안 하면 안 되겠라구요.   (참여자 B)

 저는 일기 쓴 게 일기장이 열 권은 되거든요, 구구절절이 병 낫게 해달라고, 그리고 아들에 대한 저의 얘기예요, 나중에 책으로 펼쳐내면 어떨까 하는 생각도 해봐요, 일기형식 그대로라든지, 기도문, 아들에게 보내는 편지, 내 나름대로 삶에 대한 생각들, 그런 것 중요한 것만 딱딱 골라서, 요새도 계속 쓰고 있어요, 계속 이어지는 거지요, 아버지가 너는 언제 작품 내냐 그러시고요, (웃음) 글 쓰는 것 좋아해요, 쓰고 싶은 날이 있어요, 갑자기 하고 싶은 말 쓰고 싶은 말이 생각날 때가 있어요, 그럴 때 앉아서 계속 쓰고 그래요,   (참여자 C)

바. 몸이 건강함의 경계 안에 머무름

참여자들은 질병과 일상생활을 관리하여 건강함의 경계 안에 머물러 있으려는 노력을 하고 있었다. 건강함이란 정신병이 드러나지 않는 보통 사람들과 같은 상태를 의미하는데 참여자들은 보통 사람의 범주에서 정신병자로 밀려나지 않으려는 고투를 하였다. 이러한 노력들은 자신의 몸과 자신의 주위를 통제하고 지배할 수 있는 자기를 되찾고 유지하려는 것이었다.

① 병을 다스림

참여자들이 가장 두려워하는 것은 몸이 자신의 통제 밖으로 벗어나는 것, 자신도 어쩔 수 없는 상태가 되는 것이었다. 병이 다스려 진다는 것은 자신의 몸이 자기의 통제 안에 있다는 것을 의미한다. 참여자들은 다시 병이 재발되는 것을 "세상과 결별하는 것", "벼랑으로 떨어지는 것", "구덩이에 빠지는 것", "세상으로부터 추방되는 것"으로 표현하고 있었는데, 그렇게 되지 않으려는 노력은 자신과의 치열한 싸움이었다.

　병을 다스리기 위한 노력으로는 우선, 약을 잘 먹는 것이었는데, 참여자들은 약의 필요성을 절감하고 철저하게 약을 복용하고 있었다. 그러나 약의 부작용으로 인하여 살이 찌고 감각이 둔해지는 몸의 느낌은 끊임없이 약을 거부하고 싶은 유혹을 느끼게 하였고, 참여자들은 전쟁에 임한 병사처럼 결연한 마음으로 이러한 유혹을 뿌리치곤 했다. 이렇게 몇 년이고 약을 먹는 것은 언제 끝날지 모르는 전쟁처럼 참여자들의 힘을 소진시키고 희망을 앗아가기도 했다. 참여자들은 이러한 노력에도 불구하고 때때로 증상에 시달리곤 했는데 주로 엄습해 오는 불안과 공포, 초조함이었다. 견디기 어려운 상태가 되면, 약을 먹고 푹 잔다든지, 샤워를 한다든지 하는 나름대로의 방식으로 증상을 견뎌내고 있었다. 그 밖의 노력은 마음을 다스리는 것, 운동을 하는 것, 낮 병원에 다니는 것, 등이었고 참여자들은 스스로 경험에 의해 얻은 방법으로 병을 알고 다스려 가고 있었다.

　　제 자신이 하고 싶은 대로 다하는 것이 아니고, 그거를 어느 정도 제 자신의 행동이나 말에 제재를 가하지요. 약도 옛날에는 참 먹기 싫었거든요, 근데 내가 노력하고 나를 제재해야 한다는 생각이 들고는 꾸준히 먹었어요, 한번도 거르지 않고……　　　　(참여자 E)

옛날에는 몰라 가지고 약을 안 먹었어요, 약을 먹으면 결혼생활을 하는데 있어서도 성적인 게 아주 둔하게 나타나더라고요 그래서 남편이 화내면서 그 약을 왜 먹냐고 먹지 말라고 그래가지고 약을 안 먹었더니 막 망상이 피어오르고 환청이 피어오르고 그러는 거예요. 그래 가지고 그 사람 때문에도 많이 악화됐어요. 또 입원하고 여기와 가지고 교육시간에 교육을 시켜주는데 아주 공식화되는 말로 의사가 설명을 해주더라고요. 저기 뭐냐 약은 평생 먹는 거고 재발했던 환자는 약을 평생 먹어줘야 되고 끊는 건 있을 수 없다. 나이 먹으면 좀 많이 증상이 완화된다 이런 거 그런 얘기를 해주더라고요. 그리고 약은 계속 먹어야 되는 거라고 그러더라고요. 평생 먹으라 그러더라고요 나한테는 선생님이 그때 내가 인지를 했죠. 아 내가 이 구덩이에서 벗어나려면, 이 구덩이에 다시 빠지지 않으려 면은 약이라도 지속적으로 먹자 그래야만 그나마 라도 더 살 수 있지 않느냐 그런 결론에 도달해 가지고 이렇게 아주 꾸준히 약을 먹었죠……   (참여자 C)

약 부작용 때문에 과연 이 약을 먹어야 하나 하는 약 거부 같은 유혹이 생길 때가 있어요. 그럴 때일수록 이런 생각을 하죠. 내가 이걸 안 먹으면 나는 영영 현실세계와 결별되고 위험에 처할 수 있다. 그런 게 힘드니까 그래서 약을 먹어야 한다고…… 결국에는 병은 누구의 도움을 받는다기보다는 자기 스스로가 자기와의 싸움에서 자기 마음을 잘 다스리는 것이 중요한 것 같아요. 일차적으로는 약을 잘 먹어야 하는데, 약을 안 먹으면 안 되나하는 의혹이 끊임없이 일어나니까, 책도 많이 읽고 깨달아야 하고, 마음을 확고하게 해야죠.   (참여자 B)

약은 잘 챙겨요. 퇴근하고 와서 약 먼저 챙기지, 그렇게 하지 않으면 안되겠더라니까, 큰일 나겠더라니까, 끝장난다니까……   (참여자 A)

앞으로 힘들어지지 않게 하려면 참아야 해요. 아침에 여기도 오기 싫고 그래도 참고 와요. 여기 오면 좀 나아져요. 약 잘 먹고 여기는 계속 다니려고 해요.   (참여자 H)

소슨하니까 뭘 과대로(지나치게) 생각하다가 위축돼버려요, 무진장 위축되어 버려요, 집에서는 푹 자고나면 괜찮고…… 일 나가서는 살짝 들어가서 샤워해요, 그러면 좀 나아지더라고, 너무 힘들 때 좀 안심시켜주면 좋겠는데…… 그래서 그랬어요, 애엄마한테, 내가 말 안 할 때, 혼자 있을 때가 위험한 때다, 하고……   (참여자 A)

설명하기 어렵지만, 저녁에 자주 신경전달물질의 이상이 머리에 느껴져요, 정신이 산란해지고 일이 손에 안 잡혀요, 그러면 TV도 못보고 음악도 집중이 안 되니까, 소파에 가만히 앉아 창밖을 보고, 저녁 늦게 그러면 푹 자는 거죠, 10시부터 자고 나면 좋아져요,   (참여자 B)

병여 도지는 상태가 되는 게 제일 두렵지, 안절부절못하고 잠 못 자고, 그렇게 하다가 과대망상이나 피해망상 같은 그런 상태가 또 온다니까, 그렇게 되면 안 되겠다하고 마음을 편안하게 먹으려고 하지요,
                                          (참여자 A)

② 돈을 움직여 열심히 활동함

살아있다는 것은 살아 움직인다는 것이다. 움직이지 않고 있으면 돈은 활기를 잃게 된다. 참여자들은 활동하는 몸을 통해 존재를 인식하는 기초적인 경험을 하였고, 열심히 몸을 움직여 활동을 하면 점점 더 온전해지는 몸을 경험하게 되었다. 참여자들은 산책이나 달리기, 등산을 하면서 몸이 가벼워지고 힘이 생기는 경험을 하였다. 그러나 집에서 움직이지 않고 있게 되면 무기력하고 침체되는 몸을 느끼며 마음까지 우울해 졌다.

참여자 C는 "이 병은 사지가 붙어 있는 한 몸을 움직여야 해요" 라고 하면서 몸의 활동을 본질적이고 필수적인 회복의 요소로 강조하고, 참여자 A는 평소 하지 않던 노가다 막노동을 2년 동안 해내

면서 자신의 병이 회복되었다고 믿고 있었다. 이렇게 몸을 움직여 열심히 활동하는 것은 희망체험의 필수적인 구조임을 알 수 있었다.

노가다 판에서 한 2년간 일했어요. 하루도 쉬지 않고, 처음 공사장에 갔을 때 나보고 이런 일 못하게 생겼다고 하더라고, 여하튼 일주일만 견뎌보면 할 수 있을 거고 못 견디면 못하는 거라고, 처음으로 삽질해보니까 상당히 어렵더라고, 그래도 어떡하겠어요, 해 내야지…… 잡일 막노동이지만 일하다보니까 잡념이 없더라고요, 아무 생각 없이 일하다 보니까, 그때 병이 나은 것 같아요.   (참여자 A)

설거지하고 어스름해질 무렵 운동장에 나가요. 엄마랑 같이, 엄마도 체중과의 싸움을 하시거든요, 엄마는 거의 걸으시고, 저는 막 뛰죠, 그러면 의욕이 살아난다고 할까, 나한테 그런 일이 일어날 줄은 몰랐어요, 나는 죽지 못해 살고 있거나 자살하고 있을 텐데, 막 뛰는 순간에 나한테도 좋은 일이 있을 거야 하는 생각이 들기 시작하는 거예요, 저녁에 불빛을 보면서 한 두 바퀴쯤 뛰고 나면, 저녁 약을 먹기 전이라 감정이 툭툭 더 나오고 즐거움이 배가되지요, 즐거움을 마음껏 즐긴 다음 저녁 늦게 약을 먹어요.   (참여자 C)

몸을 계속 움직여야 되요 이 병은 계속 움직여야 되고 이 몸이 사지가 붙어 있는 한은 운동을 해야 되요, 그렇지 않으면 자꾸 살찌고 이러기 때문에, 살찌는 것만으로 안 끝나고 후유증이 심각하죠, 근데 많은 경우에 자게 되기 쉬워요 집에 있으면   (참여자 C)

집에 있으면 할 일도 없고 자꾸 쳐지니까, 선생님도 매일 30분 운동하라고 하시는데 그 정도야 할 수 있지요, 운동하는데 더 시간을 투자해야겠어요, 일주일에 3일 정도 4, 50분 산책하는데 매일 하도록 해야겠어요.   (참여자 G)

매일 산에 가요. 관악산의 장군봉에 올랐다가 서울대학교 쪽으로 한
바퀴 드는 거예요.
3시간정도 소요되죠. 산에 가지 않고 그냥 지내면 컨디션이 나빠져
요. 그래서 꼭 가려고 하죠.   (참여자 B)

봉사활동 하니까 참 좋아요. 독거노인에게 도시락 배달하는 일인데,
괜찮아요. 아침에 일찍 일어날 구실이 생겨서 좋고, 그 분들도 기다리
니까 기분이 좋아요.   (참여자 B)

③ 일상생활을 짜임새 있게 꾸려감

  참여자들은 시간을 조직화하고 욕구를 통제함으로써 일상생활을
짜임새 있게 구성하고자 노력하고 있었다. 정신질환으로 인해 자
기에 대한 감각(sense of self)이 손상되고 흔들리는 경험을 한 참
여자들이 일상생활을 일정한 짜임새로 조직화하는 것은, 자기를
하나의 모습으로 복원시키고 재구성하는 작업이며, 보통 사람들의
삶의 영역 경계 안에 머물러 있으려는 노력이었다. 참여자들은 하
루를 실천적으로 잘 보내면서 자신을 대견스럽게 느끼고 스스로
힘을 얻는 경험을 하고 있었다. 낮 병원에 다니는 참여자들은 그
자체로서 어느 정도 시간관리가 되고 있었고, 집에 있는 참여자의
경우는 스스로 스케줄을 짜서 지키려는 노력을 하고 있었다. 보통
아침에 좀 늦게 일어나 가까운 산이나 약수터를 다녀오고, 사소한
집안일들을 하면서 시간이 남더라도 잠을 자지 않고 버텨내려는
자신과의 싸움을 하고 있었다. 술에 대한 유혹은 거의 통제하고
있었고 담배는 줄여야겠다는 생각뿐 실천은 하지 못하고 있었다.
꼭 해야 할 일이나 직장이 없는 상태에서 자신의 의지만으로 시간
을 관리하고 일상생활을 통제한다는 것은 누구에게나 힘든 일이지

만, 항 정신약물을 복용하는 참여자들에게는 더욱 힘든 일이었다. 그러나 그렇게 하지 않으면 정상 범위에서 벗어나고, 세상에서 추방될지도 모른다는 두려움이 참여자들을 압박하고 있었다.

참여자 B는 지나치게 몰두하고 탐닉하는 자신의 성향을 인식하면서 마치 구도자와 같은 태도로 경계를 넘어서지 않고 중간을 지키려는 노력을 하고 있었다. 그는 컴퓨터에 빠져드는 자신을 통제하기 위해 인터넷 전용선을 해제하였고, 1시간의 인터넷, 3시간의 등산, 3시간의 독서 등 계획하여 짜임새 있는 일상생활을 만들어 가며, 하루를 잘 보낸 자기 자신을 만족스럽게 느끼고 있었다.

약 잘 먹는 것은 기본이고, 나 혼자 산다고 해서 아무렇게나 팽개치고 하는 것이 아니라 가족단위로 사는 것과 똑같이 해야 한다. 정상적인 가정처럼 살아야 한다고 생각하고 노력해요. 교육 자료에도 나와 있어요. ……
지금 최근에 한 달은 생활이 아침 일곱 시에 출근해서 여기서 책 좀 보다가 프로그램 참석하고 놀다가 집에 가서 우선 씻고 쉬고, 청소하고 치우고 텔레비전은 아직 연결을 안 해서 안나오는데 라디오가 조그만 게 있어서 듣고, 책 읽고 손바느질할 거 있으면 하고, 조금씩 조금씩 생활범위를 넓혀 갔어요. 처음에는 눈 뜨면 먹고 자고, 혼자 있으니 먹기도 싫고 그랬거든요.   (참여자 F)

악습을 고치니까 마음이 평안해지고 아침에도 상쾌해요. 오늘 아침에도 일찍 일어나 산책을 하다 왔지요.   (참여자 I)

아침에 식구들 모두 나가면 집안 청소하고 약수터에 가요. 산에 올라가 묵주 신공 15단하고 오면 꼭 3시간 걸려요. 아무리 피곤해도 낮에는 눕지 않으려고 하지. 낮잠은 절대로 안자요.   (참여자 A)

인터넷 전용선을 깔아보니까 뭐 계속 컴퓨터만 하는 거예요. 그래서 안 되겠다 하고 해제했어요. 차라리 모뎀으로 하려고요. 에듀넷은 공짜예요. 하루 한 시간만 이용하면 되니까 이용하고, 장시간 할 일 있으면 형한테 가서 하려고요. 지금은 거기에 (인터넷)에 빠지면 산에도 안가고 그러니까, 내가 충분히 벌면, 그 때 가서 해보고, 지금은 생각 없어요. 그거(인터넷 전용선) 쓰면 좋긴 좋지요. 여기 저기 접속해서 활동도 할 수 있고, 좋은 점도 많지만, 지금은 돈도 못 버는데 오프르-인 모임 있어도 가기도 그렇고, 이런 저런 이유 때문에 나중에 하려고……   (참여자 B)

…… 약수통 세 개 가져가서 떠오고 그렇게 딱 스케줄에 맞게 하니까 심심하지도 않고, 오후에 한두 시간 남는 거 활용하고., 그냥 있으면 빈둥빈둥 살면서 시간을 없애 버리고 마는데 그렇게 갔다 오면 기분이 괜찮고 기운이 나고……   (참여자 B)

술은 별로 안 먹어요. 친구만나면 소주는 이홉들인가 하고, 맥주는 한 잔 하고 실수는 안 해요 더 먹으면 안 되겠다 하면 안 먹어 버리지, 담배는 끊어야 하는데 못 끊겠더라고. 담배하고 정신병하고 무슨 관계가 있다고 텔레비전에서 그러던데…… 담배 못 끊는 사람이 정신병에서는 50%, 일반 사람들에게서는 15% 라고…… 그래도 이거 (담바) 아니면 들어가, (정신병원에) 들어가지, 조금씩 덜 피우려고 노력하고 있지 두 갑에서 한 갑으로……   (참여자 A)

내가 안 좋아 졌을 때는 좀 안정을 취하고 좋아졌을 때 컨디션이 좋아졌을 때, 좋은 기분으로 시간을 무리하게 하지 말고 잘 보내는 것, 유쾌하게 보내는 것, 유쾌하다는 것이 탐닉하는 것이 아니고…… 좋은 것만 탐닉한다는 것이 아니라 시간을 잘 보냈다는 생각이 들 정도로 아르바이트든 집에서 할 수 있는 일을 하든지 공부를 하든지 하루를 순간순간을 시간을 유쾌하게 잘 보냈다는 생각이 들도록 하는 것이 중요해요.

… 중략 …

실천을 안하며는 시간을 잘 못 보내게 되는 데, 내가 뭐든지 간에 병이 있어도 실천을 해서 하루를 잘 보내게 되면 하루를 보낸 것만으로도 만족스럽게 되지요. 밤에 잠잘려고 할 때 오늘은 잘 보냈다하는 느낌이 들 정도로 내가 중용을 실천해 나가면 시간을 잘 보내는 것은 가능하다고 봐요. 방법은 있을 것 같아요.

… 중략 …

가끔씩 일용직이라도 하면서 뿌듯하게 보내는 거, 그게 가장 좋은 것 같아요. 잠도 잘 오고, 집에서 푹 쉬는 거에만 집착하던지, 아니면 일한다고 신경만 예민하게 쓰면서 일하던지 하는 거보다도, 그런 식으로 워도리 있게…… 일을 만들어 간다는 것,, 하루에 3시간이면 3시간 시간을 정해서 책을 본다든가, 프로그램을 짜 본다든가…… 3시간 정도는 무난하게 할 수 있으니까, 설사 내가 그것을 못한다고 해도 공부를 해서 책을 다 떼지 못한다고 해도 그런 식으로 보내는 거, 하루는 일용직에 나가 일당을 받고 다음날에는 책을 본다든지 그렇게 보내는 것이죠. ……(참여자 B)

④ 회복되는 몸의 꿈을 키움

참여자들이 버리지 못하고 가지고 있는 꿈은 결국 회복된 몸이었다. 이들의 진술에서 회복한다는 것은 항 정신약물을 더 이상 먹지 않아도 된다는 것과 약을 먹으면서도 사회 안에서 기능하며 삶을 살아간다는 것의 두 차원으로 볼 수 있다.

정신질환으로부터 회복하여 무엇을 하겠다는 꿈을 갖는 것은 단순한 소망(wish)이라고도 보기는 어렵다. 그것은 지금의 힘든 시간을 견디게 하는 근원적인 힘으로서 희망의 체험구조에 필수적인 경험이다. 참여자들은 직업을 가지고 독립적으로 살아가는 환우들의 사례를 보고 들으며 가장 큰 힘을 얻었고, 이들이 기대하는 회복된 모습은 약을 먹으며 살아가더라도 훗날 하나의 삶을 살았다고 말할 수 있는 것, 자녀들 보기에 좋은 모습이 되는 것, 약이 더 이상 필요하지 않아 환우들에게 모범사례로서 희망을 전하고 그들에게 도움이 되는 활동을 하는 것 등이었다.

　입원해 있을 때, 남자 간호사가 있었는데, 3~4년 약 먹고 완치한 사람이 있다고 하더라고요. 그 말을 들으니 희망이 있구나, 하고 위안이 되었어요.　　　　　　　　　　　　　　　　　　　　　(참여자 G)

　우리는 여기에서 매일 재발해서 다시 오는 환자들을 보거든요. 그러니까 모두다 정신병은 한번 걸리면 못나간다, 나갔다가도 다시 온다 하고 포기하는 거거든요. 그런데 옛날에 21병동에 같이 있었던 환자를 만났는데 영어학원에서 선생 한다고 해요. 외래에서 약타다 먹는다고 그러는데 잘 지내는 거 같더라고요. 그 후에 재발 안했다고 해요. 그러니까 우리는 여기서 맨날 재발해서 다시 폐쇄병동에 가는 환자만 보고 좋아진 환우들은 여기 안 나타나니까 모르고, 그냥 모두 그런가 보다 해요. 나는 절대로 그렇게 생각하지 않아요. 나는 환우들이 희망을 버리지 말았으면 해요……　　　　　　　　(참여자 I)

　선상님이 좋아지면 약을 끊을 수도 있다. 그러다가 나빠지면 또 쓰면 되고, 하셔서 조금 희망을 갖고 있어요. 약이 아무리 잘 만들었다 해도 매일 먹으면 좋지 않을 거 아녜요. 그래서 요즈음 희망을 가져요. 열심히 낮병동 다니고 그러면 ' 아 내가 약 안 먹고 상당기간 지낼 수 있겠구나 '하고……　　　　　　　　　　　　(참여자 D)

　상태가 많이 좋아져서 오는 애들이 있어요. 그런 애들 앞에는 잡(job)이 있더라고요. 부모님의 도움으로 태권도장을 한다는 둥, 어디 회사에 다닌다는 둥, 그런 거 보면 나도 희망을 갖게 되죠.　　　(참여자 C)

…… 그런 거 보면서 나도 그 여자처럼 가두판매 접원이라도 하고 싶다는 생각이 간절히 들었어요, 그러면 나중에 아들이 찾아오더라도 엄마모습이 보기 좋을 것 같아요, 엄마가 깨끗하게 혼자 애써서 잘 살았구나하고 그런 모습을 보여 줄 수 있잖아요? 저도 접원을 하면 잘 할 수 있을 것 같은데……　　　　　　　　　　　　　　　(참여자 C)

나는 꿈이 있어요, 내가 언젠가는 병 고침을 받고 다른 사람(환자들)도 나처럼 될 수 있다고 말하려는 계획을 가지고 있어요, 사람들이 정신병자 말은 안 믿잖아요? 무슨 말을 해도 정신병자니까 저런다하고, 그런 것을 다 극복해 가지고 정신병자 위해 살려고요, 이 꿈은 절대로 포기하지 않습니다,　　　　　　　　　　　　　　　　　　(참여자 I)

앞으로 공부를 좀 해 가지고 그룹 홈 리더 같은 거 그런 거 되고 싶어요,
　　…… 중략 ……
내가 정신질환을 가지고 있기는 하지만, 약을 먹으면 먹는 상태로 나보다 못한 다른 사람을 돕고 나와 같은 과정을 겪어 온 사람들을 위해서 글도 좀 쓰고, 수필이나 수기 같은 것을 남기고 싶은 꿈이 있어요,
　　　　　　　　　　　　　　　　　　　　　　　(참여자 F)

진짜 고생을 해버렸기 때문에 어지간한 것은 견뎌낼 수 있죠, 그런 경험을 가지고 있기 때문에 고생하고 있는 다른 사람들에게 이야기 해 줄 수 있잖아요? 정말 힘들었는데 이럭 이렇게 나았다고…… 그러면 그 사람들에게 도움이 되겠죠, 정신병을 거쳐 간 사람들이 여기(병원)에 계속 오는 건 아닐 거예요, 병을 고쳐 가지고 여기 오지 않는 사람도 있을 거예요, 우리가 대화를 안 해봐서 그렇지……
　　　　　　　　　　　　　　　　　　　　　　　(참여자 I)

지금이라도 뭐 꿈을 포기하면 안 되죠, 끝까지 가 봐야죠, 나도 홈페이지에 글을 하나 쓰고 있는데, 거기에도 글을 올렸지만 꿈을 크게

갖되 작은 것부터 하나씩 이루어 가는 것이 중요한 것 같아요……

사실 저는 이런 정도로는 성이 안차요, 내게 꿈이 있으니까, 이 정도
는 당연히 되어야지 이것이 되지 않으면 그 다음도 힘들 것 같아요,
이걸 넘어가야지 다음 단계로 갈 수 있지…… 앞으로 가야할 길이
멀어요, 이 상태로 유지하다가 기초를 잘 닦아서 이 위에 멋있는 집
을 지어야죠, 여기에서 만족하고 머무르지는 않아요, 남들처럼, 한 삶
을 살 수 있도록 해야지요,   (참여자 B)

(2) 공간성; 체험된 공간

참여자들의 기술한 희망 체험의 구조에는 안전하고 평화로운
곳, 함께 하는 곳, 자유로운 곳이라는 공간 체험이 요구됨을 알
수 있었다.

증상 출현기에 참여자들이 체험하는 주위 환경은 위협적이고 위
험하그 불편한 공간이다. 이때 참여자들이 있는 곳은 "지옥", "구
덩이" "어두운 곳"으로 체험된다. 그곳은 어떻든 빨리 벗어나야 하
는 곳이다. "그때 지옥을 다 겪어 버렸죠. 앉을 수도 설 수도 없
고…… 그곳에서 빨리 벗어나야겠는데 도망치고 싶은데 안 되
고……"라고 참여자들은 그 때의 체험을 표현하였다. 그래서 차라
리 폐쇄병동에 입원하는 것이 편안하고 안전하게 느껴지기도 한다.

함께 하는 공간은 누군가가 옆에 있으면서 함께 식사하고, 잠을
자고, 이야기하고, 삶의 애환을 나누는, 함께 거주하는 곳이다. 가정
이 그런 곳일 수 있다. 가정은 우리의 존재에 대한 기본적 인식과 관
계있는 특별한 공간경험을 저장하고 있다(Van Manen, 2000). 가정
은 우리가 안심하고 홀로 있다고 느낄 수 있는 확실한 내적인 성역으
로 기술되어 왔다. 그러나 그러한 가정에 들어갈 수 있도록 허락되어

있는 환자들은 행운이다. 그렇지 못한 경우가 더 많기 때문이다.

참여자 A는 집에 있을 때 거실에 나오는 것이 허락되지 않았다. 가족들이 거실에 있을 때는 자기 방으로 들어가야 했다. 다른 가족들이 케이블 TV를 보고 있을 때, 그는 자기 방에서 오래된 14인치 TV를 혼자 본다. 물론 케이블 TV는 나오지 않는다. 이때, 가족들이 함께 있는 거실과 참여자가 있어야 하는 공간은 아주 두꺼운 벽으로 분리된다.

참여자 B는 집에 누군가 오기로 되어 있기 때문에 늦게 집에 가야 했다. 가족들은 누군가에게 참여자를 보이고 싶지 않았기 때문이다. 밖에서 일이 끝나고도 돌아갈 수 없는 집은 가정이 되기 어렵다. 더 나쁜 것은 이 함께 하는 공간에서 아주 먼 곳으로 추방당할 지도 모른다는 두려움이었다. 참여자들은 가족들로부터 다시 재발하면 기도원에 보낸다든지, 그룹 홈을 알아본다든지 하는 이야기를 들으며 불안을 느꼈다. 참여자들에게 기도원은 세상과 단절된 "먼 곳 외딴 섬의 유배지"였다. 이렇게 참여자들은 함께 하는 공간에서 거절당하고, 그로 인해 상처를 받기도 했다. 그러나 가족과 함께 집이라는 공간 속에 있을 수만 있다면, 그것만으로 다행이며 고마운 일이었다.

함께 하는 이가 없는 공간은 막막하고 외로운 공간이었다. 매일 꾸준히 등산을 하던 참여자 B는 문득 혼자서 외롭게 바위산을 오르는 자신을 느끼면서 갑자기 사막에 혼자 있는 듯한 막막함에 압도당한다. 그리고는 더 이상 등산을 하지 않게 되었다. 그가 체험하는 공간에서 희망의 모티브가 사라졌기 때문이다.

자유로운 공간은 마음껏 우리의 몸을 표현할 수 있고 마음대로 드나들 수 있는 곳이다. 『뷰티풀 마인드』의 주인공 존 내쉬는 프린스턴 대학의 교정을 마음대로 산책한다. 그리고 도서관에 들어가 아무 제약 없이 보고 싶은 책을 읽는다. 그를 가까이에서 지켜본 사람들은 한결같이 그가 누릴 수 있던 자유로운 공간에서 치유의 희망이 싹 텄을 것이라고 한다. 반 고호의 그림 「별이 빛나는 밤」은 정신병동의 창문을 통하여 바라보는 밤하늘이다. 몸은 폐쇄된 공간에 제한되어 있지만, 마음은 무한히 자유로운 곳을 향유하고 있는 것이다.

참여자 A는 정신질환을 숨기고 직장에 다닌다. 그는 정신과 진료를 받을 때, 의료보험증을 사용하지 않고, 직장에서 동료들이 알아차리지 않도록 조심하면서 약을 먹는다. 그는 늘 직장을 그만두고 싶어 한다. 그에게 직장은 자유롭지 않은 공간이기 때문이다. 공간이 자유롭기 위해서는 그 안에 익숙하고 편안하게 머무를 수도 있지단 그 곳을 벗어나 갈 곳이 있는 열린 공간이어야 한다. 마음껏 활개를 칠 수 있고, 편안히 쉴 수 있는 곳이라도, 그 곳을 나와 갈 곳이 없다면, 비록 문이 열려 있어도 답답한 감옥이 된다. 참여자 D는 갈 곳이라고는 없이 집에서 우두커니 앉아 있을 때의 경험을 "창살 없는 감옥"이라고 표현하였다.

참여자 I는 언젠가는 신부님이 운영하는 태백의 목장으로 가고 싶어 한다. 평화와 자유, 환대를 체험하였던 그곳은 유토피아로 그의 마음속에 남아 희망의 메시지를 전하고 있기 때문이다.

참여자들은 낮병동을 대체로 안전하고 자유롭고 함께 하는 공간으로 지각하고 있었다. 그곳에 가면 안심할 수 있었고, 환우들과 마음을 나누며, 아무런 압박도 받지 않고 프로그램에 참여할 수 있기 때문이었다.

지옥불 있잖아요, 그 상태를 다 겪었어요, 바다 속에 처박히는 것 같기도 하고, 말할 수 없는 고통이에요, 마음속으로 지옥을 다 겪어 버

렸어요. 정신이 하나도 없는 상황에서도 그저 고통에서 얼른 빠져나갔
으면 하는 거지요.   (참여자 A)

처음에 병이 났을 때는 불안해서 잠을 못 잤어요. 벽에 커다란 눈이 있
어서 나를 내려다보는 것 같아서…… 너무 두렵고 끔찍했어요. 도망갈
수도 없어요. 돌아누워도 안 되고 이불을 뒤집어써도 안 되고……
                                                                (참여자 C)

엄마 친구가 집에 온다고 하면 나더러 일찍 들어오지 말라고 해요.
오늘도 집에 누가 온다고 나더러 7시 넘어 들어오라고 병원 끝나고
집에 가면 5시정도 되는데, 집이 신림동이라 멀거든요. 그러면 집에
가서 쉬고 거실에서 텔레비전도 보고 그러고 싶은데…… (참여자 C)

누나하고 삼촌하고 재발하면 기도원에 보낸다고 그러지 않나, 병원
도 아니고, 아프면 병원에 있어야지, 기도원에 가면 가둬놓고 안수한
다고 때리고 그러잖아요. 참, 기도원이 다 뭐예요.   (참여자 D)

그래도 부모님께 감사해야죠. 이렇게 10년을 왔다 갔다 하면서도
외딴 섬 기도원 같은 데 보내지 않고 집에 데리고 있으니까. 가족들
과 함께 있는 것이 얼마나 다행이에요.   (참여자 C)

여기(낮병동) 와서 좋아졌어요. 여기 시스템이 우리한테 좋은 것 같
아요. 압박을 주지 않으니까 하고 싶은 거 하면 되고, 자유로우니
까. '샘솟는 집'에서는 약을 안주잖아요. 여기는 좋은 것이 약을 민
감하게 조절해 주시거든요. 조금이라도 안 좋으면 늘렸다가 하는 걸
즉각 즉각 하기 때문에 안심이 되고…… 그러니까 여기 다니면서 좋
아지더라고요……   (참여자 C)

신부님이 아주 인간적으로 대접해주시고…… 그 전에는 환자 대접받

앓거든요…… 내가 거기서 마음의 평화와 용기를 얻었어요, 거기에 목
장이 있어요, 그렇게 좋을 수가 없어요, 평화롭고 서로를 위해주는 공
동체가 있거든요,   (참여자 I)

식구들이 없으면 더 좋아요, 요새는 애들이 다 늦게 들어오니까 거
실에서 마음대로 TV 보고 그러니까, 내 방에도 텔레비전은 있어요,
14인치짜리 11년 된 것인데 케이블이 안 나와요, 애들이 있으면 날
더러 방에 들어 가라해요, 셋이는 함께 보고 나는 혼자 내 방에서 봐
요, 혼자 있는 것은 괜찮아요, 차라리 아무도 없는 게 좋아요, 외로운
건 원래 잘 참아요, 워낙 혼자로 지내 놔서……   (참여자 A)

(3) 체험적 타자: 관계성

희망은 사랑에 의하여 고무되는 인간의 관계적 과정에서 생겨나
는 그 무엇이다 (Marcel, 1951/1978). 따뜻하고 친밀한 관계를 나
누고자 하는 것은 인간의 기본적인 동기이다. 정신병을 앓으며 살
아가는 과정은 인간관계를 상실해 가는 과정이며 외로움의 과정이
다. 많은 환자들이 청소년기나 초기 성년기에 발병하여 사회적 관
계를 활발히 구축해 가야 하는 시기를 병원에서 보내거나 제한적
인 대인관계만이 유지되는 위축된 생활을 하기 때문이다. 더욱이
환자들은 사회적 낙인이라는 장벽 앞에 고립과 외로움을 체험하고
좌절하며 죽음을 선택하기도 한다. 따라서 환자들이 타인과 관계
를 통하여 자기 존재의 가치와 의미를 확인하는 것은 곧 희망의
체험이다. 참여자들의 진술에서는 연결되는 것, 이해와 공감, 돌봄
을 받는 것, 함께 나눔, 인정과 존중을 받는 것, 등의 인간관계 경
험이 희망의 체험에 필수적인 것으로 드러났다.

가. 사람들과 연결됨.

사람들과 연결되는 것은 세상 속에 존재하게 되는 것의 시작이 된다. 연결된다는 것은 사람들의 모임에 소속되는 것과 개인간의 유대가 이루어지는 것을 의미한다. 참여자들은 소속되었던 학교와 직장, 친구와 가족 사이의 연결이 질병을 앓으면서 점점 떨어져 나가는 것을 체험한다. 결국 의미 있는 인간관계의 연결이 모두 끊어지면서 세상과의 연결이 끊어지고 세상에 존재하는 것 자체가 위협을 받게 된다. 따라서 외로움은 절망이 되고, 사람들과의 연결은 세상에 살아남는 것의 시작이 된다. 이중섭의 그림은 이러한 연결을 잘 표현하고 있다. 그의 그림에 자주 등장하는 아이들과 가족들은 몸과 몸으로 서로 연결되어 있거나 게의 집게발, 물고기, 비둘기, 혹은 끈으로 연결되어 있다. 가족과 떨어져 외롭게 투병하는 그가 어떤 방식으로든 연결되고자 했던 강한 바램이 표현된 것이다(오광수, 2000).

참여자 A는 발병 후 거의 모든 사회적 관계가 단절되었던 상황에서 결혼하게 되는데 이때의 심정을 "막 판이었으니까 붙잡지 않으면 안 되겠다. 이제라도 안하면 내 인생은 끝"이라는 생각이었다고 하였다. 그는 동창 관계가 단절된 상황을 "사망"이라는 말로 표현하며 다시 연결되고 싶은 마음을 강력히 나타내고 있고, 참여자 B는 사회와 결별하지 않기 위해 필사적으로 친구들과 연결하려 했던 의도를 표현하고 있다.

보통의 삶을 살아가는 친구들과 연결되는 것은 그들과 같은 세상에 존재하는 자신을 확인하게 하였다. 그러나 사회복귀가 늦어지는 참여자들은 보통의 세상과 점점 멀어지고 주변에는 환우들만 남는다. 한 참여자는 캠프에 참여하여 말할 수 없는 감동과 희망을 체험하였는데, 그것은 대학생과 일반인들과 환자들이 모두 하나로 연결되는 느낌이었다고 하였다. 한편 최근 인터넷공간에서 활동을 통하여 일부 참여자들은 새로운 차원의 연결을 체험하고 있었다. 이러한 연결들은 삶의 지평을 열어가는 통로가 된다.

대처로 가족은 끝까지 연결되어 있는 사람들이지만, 결혼을 하지 않은 경우, 부모가 늙고 형제들이 분가하면서 연결고리는 느슨해지고, 결혼 후에도 이혼을 하거나 가족들과 물과 기름처럼 유리되어 지내는 것을 경우가 종종 있었다. 참여자들이 가장 두려워하는 것은 기도원에 보내지는 것이었는데, 이는 고도의 유배지와도 같은 세상과의 단절을 의미하는 곳이었기 때문이다. 환자의 글에 "세상이 모두 날 버리고, 어머니, 당신만은 내 곁에 남아……"라고 세상과의 단절을 표현하고 있는데, 여기에서 마지막 남은 어머니와의 연결은 곧 생명의 연결인 것이다. 모든 유대가 단절된다면 펼쳐져야 할 삶의 지평이 사라지고, 따라서 존재도 물거품이 되고 만다. 그래서 신(god)과의 연결을 시도하여 세상에 존재하고자 한다.

국민학교 동창들 모임이 있어요. 3개월에 한 번 모여 술 먹고 노래방 가고 그러는데 꼭 나가요. 내가 대학 나왔어도 경비하는 거 다 말했어요. 그래서 내가 이번 달은 짝수 날 논다. 그러니 날짜를 짝수 날로 잡아라 그러지요. ○○중학교, ○○ 고등학교, ○○한양대학교 동문은 다 막혀버렸어요. 내가 사망으로 되어 있는가? 동문회관에 가볼까? 거기 가서 신청하면 되는 가요? 밀린 회비를 다 내라고 할까? (참여자 A)

집어 혼자 있으니 못 참겠더라고요. 가족과 단절되었지 이웃과 단절되었지, 갈 데도 없지, 만날 사람도 없지, 문화적 공간도 눈꼽만큼도 없지, …… 중략 …… 밥은 혼자 해먹었어요. 몸이 아프고 전신이

어지러운 것보다도 단절감은 엄청나게 힘들더라고요…… (참여자 F)

자퇴하고 나서 그 당시에는 친구들을 부르지 않았어요. 그런데 그럴 필요가 없다고 생각했어요. 내가 왜? 하고…… 중략 ……, 그 친구들을 억지로 만나려고 했어요. 사회와 결별되면 나는 영원히 사회와 대화할 수 없다고 생각했기 때문에 내가 다녔던 학교와 접촉하려 했어요. 끊임없이 친구들을 만나려고 전화하고 연락을 취했어요. 친구들도 나를 꺼려하거나 뭐 이상하게 본다든가 그러지는 않는 것 같았어요. 같이 공부한 친구들이니까. 병이 나서 안됐다. 유감이다. 하는 거죠. 함께 공부한 친구 중에 한의사 된 친구는 한약도 지어다 주고 연락도 계속하고 있어요.   (참여자 B)

친구들은 다 떨어졌어요. 대학 친구, 군대친구도 다 떨어졌지요. 아무도 없어요. 친구는 예수님이 내 친구니까 성경말씀에도 예수님이 너의 친구라고…… 예수님을 친구로 생각하고 의지하면서 사는 거고, 그렇게 마음먹고 있죠.   (참여자 D)

부모님들은 늙고 이제 실권이 없으시거든요. 그런데 형님하고 삼촌이 기도원 얘기를 꺼내서 너무 놀랐어요. 기도원에 가면 나오겠어요? 거기서 죽는 거지요.   (참여자 D)

… 내 마음은 사랑하고 있는데…… 표현방법을 몰라서…… 고립되어 버렸어요. 내 마음을 알아주면 좋겠는데…… 그런 시점이 언제일까, 어느 시점에서 풀릴런가? 영원히 안 풀리고 내가 죽을 것인가, 나는 잘 못한 게 많아서 돌아오기 어려울 것 같아…… 그래도 아들은 요새 좀 나아진 것 같아요. (단절된 관계를 회복하고 싶어 하는 강한 바램이 엿보인다)   (참여자 A)

나. 의지할 수 있는 누군가가 있음

정신질환자들의 삶은 어렵고 힘든 여정이다. 세상을 살아가는 데 요구되는 능력이 부족한 가운데 버거운 삶을 살아가야 하기 때문이다. 이때 의지할 수 있다는 것은 힘든 여정을 함께 하는 누군가가 있다는 것을 뜻한다. 한 참여자는 발병 후 울타리가 되어주던 남편이 떠났을 때의 느낌을 "나를 감싸주던 그런 게 싹 가신 거예요. …… 그래서 내가 어쩔 줄 모르는 거예요"라고 표현하였다. 또 그녀는 길거리의 불량배에게 당한 추행, 시내버스 기사에게 당한 폭언을 남편이 없기 때문이라고 하며, 의지하고 보호해 줄 울타리 없이 험한 세상에 무방비로 노출된 심경을 표현하고 있었다.

힘든 상황을 겪어내야 하는 이에게 진정으로 요구되는 것은 손을 잡아주고 기댈 수 있도록 해주는 의지 처이다. 이러한 의지 처는 가족들이며 특히 어머니와 아내였다. 문제해결에 직접 도움을 주는 것은 아니지만 모두 제 자리에서 제 몫을 하며 지켜봐 주고 있는 가족들, 자주 구박을 하여 상처를 주기도 하지만, 병을 가지고 살아가야 할 자녀의 앞날을 위하여 적금을 붓는 어머니, 애정은 없어도 버리고 떠날 것 같지 않은 아내, 이들은 참여자들에게 버팀목이었고, 울타리였고, 생명의 은인이었다. 최소한이라도 가족 기능이 살아 있다면 가족은 참여자들에게 힘이 되고 희망의 근원이 되고 있음을 보여주고 있었다. 그러나 이러한 의지 처가 마련되어 있지 못한 경우도 있었는데, 이때 궁극적인 의지 처는 역시 하느님(god)이었다.

난 남편을 참 좋아했거든요, 그 사람이 나의 울타리가 되어 주고 항상 날 마음 놓이게 해주고 나를 보호해 주는 거, 그런데 그런 거가 싹 가신 거예요, 그리고 나만 남은 거예요, 그래서 내가 어떻게 해야

할지 모르는 거예요. …… 중략 ……

 … 저 그동안 길에 다니면서도 억울한 별 추행을 다 당했어요 그러니까 정신이 좀 멜레레 하잖아요 약먹으면은 많이 먹을 때는, 많이 먹을 때도 있었거든요. 옷을 입고 가면은 길에서 깡패들이 젖도 만지고 그래서 도망가고 그런 적도 있거든요 자기방어를 못하니까 아무렇게나 막 하더라고요 깡패들에게 그런 걸 당할 때 … 또, 차에서도 봉변을 당했어요. 차 토큰이 바뀌었는데 옛날 토큰을 사용했다는 거예요, 사람들 다 있는데서 막 있는 욕 없는 욕 다하고 … 기사가 있는 욕 없는 욕 다하고 막 이렇게 성적인 모욕을 주더라고요…내가 남편이 없으니까 별의별 걸 다 당하는구나, 내가 남편이 있었음 이런 걸 당하지 않았을 텐데 다 나를 우습게 보는 구나 이런 생각이 드는 거예요. (참여자 C)

 가족들은 나한테 편안하게 도와 줄려는 마음은 항상 비쳤어요. 그분들의 조언이나 직접 도움을 받았다기보다는, 사실 이야기하다보면 저를 잘 이해하지 못 해요. 그래도, 항상 고마운 분들이다, 나를 걱정하는 분들이다 하고 생각해요. 스트레스 안주고 안정되게 말해주고, 지금 도와주는 것은 없어도 다 잘되어서 편안하니까 그게 좋은 거죠. 인간이란 게 결국은 자기 스스로 경영해 가야지, 남 도움 받아서 사나요. 그래도 가족들이 화목하고 우환이 없으니까, 어떻게 보면 그런 것도 큰 다행이고 보이지 않는 힘이죠.   (참여자 B)

 (아버지가) 이런 자식을 낳았다고 어머니를 구박해서 어머니도 울고 나도 울었지, 차라리 나한테 (구박)했으면 했지 어머니한테 그러니까 마음이 저거 하더라고, 지금도 그게 한으로 생각돼요. 어머니가 얼마나 고통 받았겠는가, 응암동(정신병원)에도 2주일에 한번은 꼭 오시고 그랬지, 어머니는 그 순간에도 내 심정을 알더라고, 재가 내성적이라 그런 병이 나지 않았나? 장가를 보내주면 어떻겠나? 하는 내색이 있더라고……그러니까 어머니 덕이 크지……
 결혼 안 했으면 어떻게 되었을는지, 상상할 수도 없어요. 진짜 심한 정신병자 되가지고 형 집에 가서 행패나 부리고 그랬을지, 집사람이 이혼하자 하자 해도 이혼안할 거는 알아요, 처음부터 알았어요, 그래서 매달린 거지, 그러지 않으면 끝장이다 하고……   (참여자 A)

엄마가 니 얼굴만 보면 화가나, 저리가, 그런 식으로 하니까 저는 당사자인데 얼마나 답답하겠어요…… 중략 …… 그래도 너무 고마운 것은 우리 부모님이 나 혼자서 살아가기 어려운걸 아시잖아요, 그러니까 니가 결혼도 안하고 뒷방에서 살게 되더라도, 니가 죽게 될 때까지 먹을 것, 입을 것은 걱정 안하도록 해줄게 그러세요, …… 중략 …… 계획이 있나 봐요, 나중에 아이스크림 가게라든지 점포라도 낼 수 있게, 그런 이야기 듣고 희망이 좀 솟더라고요.   (참여자 C)

이제 하느님께 다 맡기고 하느님만 의지하고 살아가요, 가족들이 모두 다 자기가 더 아프다고 하니까요, 아버지는 당뇨병이고 어머니는 관절염이고 나는 너의 돌봄을 더 받아야 한다 이런 식이에요, 나는 부작용으로 정신없고 괴로워도 나 좀 도와주세요 할 수 없고 우리 모두 환자니까 서로서로 합시다, 그러죠, 형이나 누나도 자기들 살기가 바쁘고 다음에 재발하면 나를 기도원에 보낸다고 그러지 정말 의지할 데는 오로지 하느님뿐, 아무도 없어요.   (참여자 D)

다. 이해하고 공감해주는 누군가가 있음

정신질환자들은 보통 자기만의 세계에 빠져 있거나 표현하는 능력과 기회의 부족으로 다른 사람들에 의해 이해하기 어려운, 이해할 수 없는 사람으로 인식되기 쉽다. 이는 환자들을 더욱 이해할 수 없는 곳에 머무르게 하고, 이로 인하여 환자들은 병든 몸으로 세상에 홀로 부딪쳐 나가야 하는 처참한 심정이 된다.

한 참여자는 "아무도 나를 이해 못하는 거예요, 힘든 걸 좀 알아주면 좋겠는데. 그러니 가족보다도 고선생(연구자)을 만나면 더 좋은 거요. 나를 이해하니까……" 이렇게 참여자들은 이해받고 위로받고 싶은 마음은 간절하였지만 그렇지 못한 경우가 더 많았다. 부모들도 자녀들이 정신병으로 인하여 경험하는 고통을 잘 이해하지 못하는 경우가 많았고 오히려 냉대와 구박을 하는 경우도 있었다. 이러한 체험의 본질은 외로움이었다. 그런 가운데 어머니의 이해와 따뜻한 돌봄은 오래도록 어머니가 죽은 후 까지 힘이 되었고, 가장 중요한 사람인 아버지에게 자신의 힘든 상황이 이해되자 아들은 안심이 되고 곤경을 헤쳐 갈 수 있을 듯한 기분이 들었다. 또한 마음의 문을 열지 않던 자녀가 성인이 되면서 보여준 조그만 태도의 변화에도 "이제 나를 이해해주려나 보다"하고 고무되었다. 참여자들은 자신이 온전하게 기능하지 못하는 상태-남아 있는 증상이나 약의 부작용으로 인한 신체적 어려움-을 가족들이 이해해 주고 의존하도록 허용해 주기를 바라고 있었다. 같은 병을 가지고 살아가야 하는 환우들은 참여자들의 고통을 가장 잘 이해해 주고 공감하는 타인으로 경험되었다.

아버지는 저한테 뭘 좀 해봐야 하지 않겠냐 그런 말씀을 많이 하셨는데 이제 좀 저를 이해하기 시작한 단계거든요. 작년에 제가 나빠져서 아주 고생했고, 98년도에 재발하고 호전된 다음에 제가 일을 1년 6개월 하고 계속 못했거든요. 그거 보시고 얘가 힘들구나 하시고 그때 좀 알게 된 거죠. 옛날에는 젊은 애가 좀 박차를 가하지 않고 빈둥빈둥 댄다 하는 쪽이 많았죠. 제가 아는 형한테 부모님이 날 이해해주시기 시작했다고 하니까 그 형이 나는 왜 그게 안 되는지 모르겠다고 하더라고요. (웃음)   (참여자 B)

어머니가 가장 잘 이해하시지…… 내가 마음이 소심하다고…… 항상 거

사속(큰마음)을 써라 하고 교훈을 주시고…… 옛날 생각이 나요, 옛날 화롯
불에 돼지고기 적쇠에다 올려 구워주고, 밤도 구워주고…… 어머니가 몇 년
만 더 살으셨어도 고기반찬이라도 갖다드리고 했을 텐데…… (참여자 A)

 (딸이게) 뒤늦게 '합격 축하한다, 사랑하는 아빠가'하고 CD를 주었어
요, 그전에는 무조건 거절하고 안받더만 그것은 받더라고…… 요새 아
들은 좀 변한 것 같아요, 이제 함부로 안하는 것 같아요, 내가 좀 변하니
까 그러더라고요, 이제 아버지를 좀 이해해줄려나……   (참여자 A)

 긴장기 되고 불안하면 환우들이 먼저 알아요, 너 좀 안 좋구나, 가만
히 앉아 있어라, 그리고 밥 안 먹고 있으면 떡볶이라도 사주고……
환우들은 서로 감싸고 이해하고 보살피니까 위안이 되죠, 서로 의지
하고…… 평생 살아가는데 힘이 되요,   (참여자 F)

라. 다음의 고민을 나눌 수 있는 누군가가 있음

  참여자들은 서로 고민을 털어놓고 들어주며 함께 하는 누군가가
있다는 위로를 느끼고 외로움을 덜어낸다. 넘어설 수 없는 현실의
벽과 해결의 실마리가 보이지 않는 문제에 대하여 이야기를 나누
며 혼께 답답해하기도 한다. 참여자들은 이러한 나눔을 통하여 다
른 사람들의 처지를 이해하게 되면서 자신을 더 잘 알 수 있는
기회가 된다. 나눔은 주로 환우들 사이에 이루어지고 있었는데, 동
병상린을 가진 환우들은 자기의 세계를 편하게 나눌 수 있는 대상
이었기 때문이다. 정신 병력은 일반인들과는 나눌 수 없는 무거운
짐이었는데, 이렇게 나누어 가질 수 없다는 느낌은 점점 더 그 짐
을 므겁게 하여 참여자들을 압박하고 있었다. 한 참여자는 "직장
에서 나눌 수 있는 사람이 한 사람만 있어도 이렇게 까지 힘들지

는 않을 턴데……"라고 그 부담감을 표현한다. 또 한 참여자는
"소장에게 내가 이러이러한 일로 한 20년 약 먹소 하고 차라리
까 버리면 좋겠는데, 그러면 날 내쫓을 거고…… 이 말 못하는 비
밀이 납덩이 같이 나를 누르는 거요."라고 이야기한다.
  이렇게 고민을 나누지 못하는 상황은 힘을 소진시키는 고통이었다.

  참 근데, 대화가 잘 되는 형이 있어요, 그 형은 경계선상 정신분열인
가 그러는데 그 형도 약을 먹거든요, 그 형과 얘기하면서 서로 많은
것을 느끼죠, 서로 공감하는 것도 있고, …… 그 형한테는 솔직한 얘
기를 많이 하는 편이예요, 그 형도 고민하는 게 직장문제 때문에 고
민하고 부모님께 눈치 보이고 그런 거에 대해서 많이 얘기하는 데,
그런 얘기를 해도 결국에는 서로 해결의 길이 명확하게 보이질 않아
요, 답답하죠, 그래도 형하고 얘기하는 걸로 만족하고…… 중략 ……
  털어놓을 수 있다는 것이 다행이죠, …… 그 형이 나는 이러이러하
게 고생하고 있다, 하고, 나도 내 얘기하면 그 형도 나도 가끔씩은 그
런 경우가 있다, 그런 식으로 그 형은 부모님이 이해 못해 주시는 게
가장 큰 고민이라고……   (참여자 B)

  낮병원에서 알 던 형인데 메일을 보냈어요, 내가 이런 상황인데 어
떻게 하면 좋겠냐구요, 나보다 (리스페리달) 1미리 더 먹더라고요,
그 형은 환청도 들리고 상황을 들어 보니까 심각하게 안 좋은 것 같
아서 내가 도움을 주고 싶었고 좀 도움을 주었죠, 나중에 고맙다고
하고 한번 만나서 식사도 한번 했어요,   (참여자 B)

  내 옛날 친구들은 저를 잘 이해해요, 그냥 병이 있다하더라도 잘 적
응하기 바란다 하고 이해해주죠, 어떤 친구는 오히려 제가 병 있다
해도 부정해요, 다 그런 거다, 뭐 그런 거 가지고 그러냐, 너뿐만 아
니라 나도 그렇게 생각한다 하고요, 나는 내가 병이 있다는 걸 알리

고 싶은데 부정하고 안 받아들이는 애도 있더라고요.

 사실 사람이란 게 ……병을 말하는 건 불편하지요. 그래도 얘기한
게 불편하긴 한데, 한편으로는 솔직하게 털어놓는 것이 좋은 거다 하
는 생각이죠. 털어놓지 않으면 뭐가 이익이냐 하고 생각해보면 좋은
것도 없어요. ……   (참여자 B)

 자꾸 소장이 어디 아프냐고 해요. 걷는 거는 전에 골절 당해서 불편
하고 팔에 힘이 없어서 그렇지만, 자꾸 얼굴이 아파보인다고, 내가 아
파 보여요? 소장한테 내가 이러이러한 일로 한 20년 약 먹소 하고
차라리 까 버리면 좋겠는데, 그러면 날 내쫓을 거고…… 이 말 못하
는 비밀이 납덩이 같이 나를 누르는 거요.   (참여자 A)

마. 인정과 존중을 받음

　정신질환자들의 자신에 대한 극도의 무가치감은 절망의 늪으로
빠지게 하는 고통스런 느낌이다. 환자들의 낮은 자존감은 병의 원
인이 되기도 하지만 병으로 인한 상실과 세상으로부터의 소외와
낙인, 거절을 경험하면서 더욱 낮아진다. 인정과 존중에 대한 욕구
는 모든 인간의 핵심적인 욕구이지만, 정신질환을 인간 품위의 상
실로 볼 때, 그 의미는 더욱 분명하다(Leslie, 1977).
　참여자들이 인정과 존중을 받은 경험은 많이 드러나지 않았지만
조그만 일들이 큰 의미로 기억되고 있음을 알 수 있었다. 낮 병원 찻
집의 운영 멤버로 선발되었던 일, 박사인 형이 고장 낸 컴퓨터를 고
쳐준 일, 스쳐 지나가던 사람이 대학 나온 자신을 알아봐 주던 기억,
"네가 돈벌어서 적금보험을 마저 부으면 되잖니?"라고 하신 어머니

의 믿음 등, 그들이 인정받았던 경험은 일상에서의 사소한 일들이었
다. 이러한 작은 사건들은 그들에게는 의미 있는 큰 사건으로 경험
되며 앞으로 잘 해 수 있을 것 같은 힘을 느끼고, 더 좋아질 자신에
대한 가능성을 믿게 하였다. 그러나 정신질환으로 인하여 세상에서
함부로 취급당하고, 어머니로부터 "너는 아무짝에도 쓸모없어"라는
메시지를 받고 참담한 심정이 되기도 하였다. 참여자들은 아무도 알
아주지 않는 이 세상에서의 견딜 수 없는 초라함과 무력감을 하느님
의 사랑과 인정으로 보상하고 자신의 존재 의미를 찾으려 하였다.

부모님이 구박하시는 거, 별로 잘못하지도 않았는데 욕을 하신다던
가, 식구들 모임이나 그럴 때, 제가 없어져 버렸으면 하고 바라는 것
같고, 나랑 같이 있는 거를 남이 보는 거 싫어하시고, 정말 내 인생이
얼마나 비참한가하는 생각이 들어요.   (참여자 C)

엄마는 내가 생활하는 것이 마음에 안드시나봐요. 그렇다고 뭐 대단한
큰일이 있는 것도 아니잖아요. 내가 화장실물을 안 내린다는 거예요. 오
줌 누고…… 그런 일로 아주 크게 화를 내시는 거예요. 그리고 설거지
안 했다고, 자기가 먹은 거 안 씻어 놓았다고 나를 쫓아내겠다고 그러더
라고요. 사소한 일로 나를 코너로 모는 듯한 느낌이 들죠. "너는 이것도
못하고, 저것도 못하고, 돈도 못 벌고 아무 것도 못하고 남의 힘으로 사
는 사람이니까 쓸모없어!" 이런 뜻으로 받아들여지죠.   (참여자 C)

여기 오고 나서 한달 딱 지나니까 찻집을 하라고 권하더라고요. 그
런데 아직 몸도 안 풀려 뻣뻣하고 하여 미루었는데, 한기를 미루고
나니까 다음번에 전격적으로 다시 찻집에 뽑아주셨어요. 처음에는 잘
할 수 있을까 걱정도 되었어요. 그런데 내가 뽑혔다는 사실이 너무
너무 좋더라고요.   (참여자 F)

아내와 함께 군고구마 장사를 하는데 고시 공부하던 사람이 부부가 군고구마 장사하는 것이 보기 좋다고 부러워하더라고…… 그 사람은 늘 고시에 떨어졌는지…… 그 때도 내가 금테 안경을 쓰고 있었는데 대학교 나왔느냐고 그래 보인다고 하며, 참 이런 사람이 군고구마 장사를 한다고 하며…… 부러워한다기보다는…… 아무튼 알아주니까 좋더라고……   (참여자 A)

작은 누나가 시험문제를 종이에 써서 팩스로 보내주었는데 문서로 만들어 보내주었더니 좋아하더라고요, 기똥차게 잘 만들었다고…… 재미있었어요, 형도 도와주고 해요, 형이 박사지만 (컴퓨터) 하드는 내가 더 잘하거든요, 지난번에도 드라이버 고장 난 것 도와주었더니 "너 없으면 어떻게 했겠니?" 하니 저도 기분이 좋지요, (참여자 B)

어머니가 보험연금을 20년짜리를 했다고 하면서 어머니가 내다가 직장 그만두시면 네가 마저 부어라 하시는 거예요, 아 그렇지 내가 벌 수 있는데 내가 왜 못해 하는 생각이 들면서 순간 마음이 환해지더라고요,   (참여자 D)

병이 나았을 때 신학교에서 과대표를 하게 되었어요, 저는 본래 남 앞에서 얘기하는 거 그런 거 잘 못해요, 그런데 어떻게 과대표를 하겠어요, 너무나 당황이 되고 그랬는데…… 중략 …… 그런데 모두 제가 참 잘했다고 해요, 물론 하느님이 도우심이 있었지만 제가 어떻게 그렇게 했는지 믿기지가 않을 정도예요, (아주 밝은 표정이 된다) (참여자 I)

나한테 왜 이런 인간으로 태어나게 해주셔 가지고 이런 쓰라린 고통을 받게 해주시냐고 하느님을 원망하고, 그러다가도 하느님이 주시는 고통의 의미가 있을 것이다, 나를 사랑하시기 때문이다 하는 생각을 하게 되지요,   (참여자 C)

옛날에는 시간 소비하면서 아무 목적 없이 교회에 다니다가 예수님
을 영접하고 나서는 내게도 이 땅에서 어떠한 몫이 있을 것이다. 무
엇인가 할 일이 있으니까, 나를 창조하셨다고 믿으니까, 지금 상황은
좋지요. 이 땅에서 무언가 할 것 같고.   (참여자 D)

바. 관심과 애정을 기울여 주는 누군가가 있음

참여자들의 기술은 타인으로부터 표현되는 사소한 관심과 애정
의 경험이 얼마나 큰 힘이 되는 지를 확인하게 한다. 참여자 A는
새벽 추위 속에서 일해야 하는 노고를 알아주지 않는 가족의 무관
심이 한스럽고, 따뜻한 한 마디의 말이 너무나 간절하다. 50이 넘
은 동생을 어린아이처럼 취급하는 형님의 잔소리는 오히려 애정으
로 느껴지고, "네가 잘 있어 주어 고맙다"라는 오빠의 말에 소중
하게 되는 자기를 경험한다. 참여자 C는 무관심 속에 버려져 있는
자기를 인식하며 죽음을 생각하는데, 그녀에게 타인의 관심은 세
상을 살아가게 하는 근본적인 이유가 되는 것이었다.

특히 관심을 가져 주는 이가 건강하게 사회생활을 하고 있는 친구
들이라면 더욱더 큰 격려가 되었다. 『뷰티풀 마인드』, 『샤인』, 『천
국에는 새가 없다』, 『종수 이야기』, 『마음에 병을 앓는다는 것은
어떤 것?』 등 실화에서 공통적으로 보여 주고 있는 가장 좋은 관계
는 애정을 기울여주는 이성의 존재이다. 그러나 본 연구에서는 이성
의 관심과 애정을 경험하고 있는 참여자는 없었다. 대부분의 참여자
들은 친교관계가 환우의 범주에 머무르고 있었는데, 이들과의 우정
에서 잔잔한 기쁨을 느끼고 있었다.

어제만 해도, 아내도 참 무관심하기도 해요, 어제 좀 추었어요? 새벽

에 6시 45분까지 3시간이나 낙엽을 쓸었어요. 그리고 돌아오면 날씨 추운데 고생했지요? 하면 얼마나 좋겠어요. 그런데 문만 열어주고 아무 소리 없이 들어가는 거야…… 중략 …… 아들딸이라도 아빠 이제 오세요 그런 말 한마디라도 들어보면 원이 없겠어요. 추운데 고생하셨어요 하면 얼마나 더 힘이 나겠어요.   (참여자 A)

약 먹으면서 살이 엄청 쪘었어요. 옛날에는 키도 크고 날씬하고…… 말을 안 하고 조용하게 있으니까 그것 때문에 좋아하는 남학생이 있었어요. 그때가 가장 행복했었어요…… 그랬는데, 병나서 공부도 못하고, 약 먹고 뚱뚱해지니까 그냥 세상에서 아무도 관심 가져주는 사람도 없이 무관심 속에 버려지니까 절망이죠, 죽고 싶은 거죠, 살아갈 의미가 없다고 할까, 베란다 난간에서 떨어지려고 한 적도 있어요. (참여자 C)

큰오빠는 오늘도 와서 "숙이가 병원생활 하는 중에 오늘 제일 좋아진 모습을 보고 가니 기쁘다, 잘 있어 주어 정말 고맙다." 그러고 가시니까, 제 마음이 뿌듯하고 기쁘고 힘이 나지요.   (참여자 F)

형님이 우리 집에 한 번도 안 왔으니까. 아, 한번 왔나? 두 번인가 보다. 한 번은 내 생일에 초대해서 오고 한번은 내가 골절상 당했을 때 오고, 일생에 두 번밖에 안 왔으니까, 휴우, 어른이니까 내가 초대해야 오지, 섭섭하달 것도 없고…… 그러나 친구처럼, 나이차이가 나도 친구처럼 흉허물 없이 "아무개야 걱정 말아 그렇게 하면 되", 그런 식으로 그렇게 해주면 좋겠는데……   (참여자 A)

형님이 요새도 만나면 어린애 취급해요. 담배 많이 피우지 마라, 호주머니에 손 넣지 마라, 하고, 관심이 있으니까, 애정이 있으니까, 남한테 그러겠어요? 그러면 불만스러운 것도 있지, 그렇기는 하지만 잘 생각해 보면 날 생각해서 그런가 보다하지.   (참여자 A)

병원에서 알게 된 언니가 외래 올 때마다 만나요. 수시로 오니까, 먹

을 것 보따리, 입을 것 갖다 주고 그래요. 친언니하고도 끊어졌는데
친언니보다 낫죠. 얼마 전에도 외래에 온 언니가 약 타러 와서 3만원
을 주고 갔어요. 5만원은 줘야 하는데 미안하다고 하며, 하얀 편지봉
투에다 돈을 넣어 주었어요. 친언니도 아닌데 그러기 어렵잖아요? 주
기도 하지만 받는 것도 많아요.   (참여자 F)

   낮병동에서 알게 된 친구가 밥 먹기 싫다니까 데리고 나가서 떡볶이
사주고, 튀김사주고, 낮병동 다니면서 그게 어디 쉬워요? 몇 푼 안 되
는 돈으로 자기 쓰기도 힘든데, 고마워서 무얼 좀 사주고 싶었어요.
그런데 그 친구가 계속 무언가 쓰더라고요. 그래서 공책을 한 권
사다주었어요.   (참여자 F)

(4) 시간성: 체험된 시간

   본 연구 참여자들에 의해 지각된 삶의 여정은 순환적인 전진과정
이었고 순간순간은 비어 있지 않고 채워진 시간이었다. 이러한 시간
지각은 희망의 체험구조에 필수적인 경험이다. 참여자들은 살아가는
과정에 병의 재발 등 시련을 겪게 되지만 결국은 헤치고 앞으로 나
가는 과정이 순환적으로 진행된다고 보고 있기 때문이다. 따라서 이
러한 과정은 단순한 반복을 뜻하는 '회전문'(revolving door)과는 다
르며, 무시간적 궤적(timeless trajectory)도 아니다. 한 참여자는 우
연히 발견한 문구 'life is voyage'를 20여 년 동안 마음에 새기고 있
었는데, 삶은 풍랑을 만나기도 하고 잔잔한 바다를 만나기도 하면서
계속되는 항해라고 의미를 주고 있었다. 즉 '순환적인 전진과정'인
것이다. 참여자들은 병이 재발하더라도 이전처럼 심한 상태가 되지
는 않을 것이고 또 회복될 거라고 믿고 있었다. 한편, 병을 앓고 있
는 현재를 위기라고 하는 참여자 G는 갑자기 삶의 흐름이 끊긴 것

같다고 하였는데 이러한 시간체험에서는 희망의 모티브를 찾기 어렵다. 참여자들에게 증상으로 고통 받던 시간은 오로지 벗어나야 하는 순간이었다. 한 참여자는 그 순간을 이렇게 회상한다. "…… 정말 괴로워요. 편한 데가 하나도 없어요. 차라리 죽었으면 좋겠어요……" 아무튼, 이렇게 고통스런 상황을 벗어난 참여자들은 과거보다 나은 현재를 지각하며 좀 더 좋아질 미래의 시간을 체험하게 된다. 또한 과거의 좋은 시간을 회상하는 것은 현재를 비참하게 만드는 것이 아니고 현재의 고난을 이겨내는 힘이 되면서 희망을 체험하게 하였다. 참여자 김은 아내와 함께 고생하던 시간을 추억하며 현재 무관심한 아내를 편안하게 받아들이고, 언제까지나 곁에 있어 주리라는 기대를 마음에 품게 된다. 또한 따뜻하게 보살펴 주었던 어머니에 대한 회상은 오래도록 고난을 이겨내는 힘이 된다.

참여자들이 가장 힘들었던 시간은 증상이 심했을 때였고, 아무 할 일없이 혼자 있는 시간이었다. 특히 직업이 없는 참여자에게는 오늘 하루를 보내는 것이 부담스런 과제였다. 시간이 많아 감당하기 어려울 때, 시간에 지배되어 "시간에 끌려 다니게" 되는 것을 느낀다. 공백의 시간에는 황량한 허허벌판에 혼자 서 있는 듯한 막막함이 엄습해오고, 존재는 막막함 속에 삼켜져 버린다. 이러한 존재가 위협당하는 절박한 시간에 직면하지 않기 위해, 참여자들은 하루를 의미 있는 시간으로 조직화하기 위해 노력하고 있었다.

추억도 있지요, …… 겨울 방학에는 학생(고객)들이 안 오니까 안 되겠더라고요, 살아 갈 수가 없더라고요, 그래서 아버지더러 리어카를 만들어 달라고 해서 셈베, 오징어, 군고구마 장사를 했어요, 지금 대학 들어간 애를 업고, 언덕에서는 와이프가 밀어주고 나는 끌어가며……

(참여자 A)

안절부절못하는 것…… 정말 괴로워요. 앉았다가 일어났다가 편한 데가 하나도 없어요. …… 아…… 정말 차라리 죽어버렸으면 좋겠어요. 아…… 그때 얼마나 고생을 했는지, 지금은 그런 것까지 감사하고 있어요. 그런 고난을 받았기 때문에 어지간한 고난은 쉽게 적응해 갈 수 있어요.   (참여자 I)

지금이 위기지요. 어제까지만 해도 바쁘게 살았는데 하루아침에 이렇게 변해 버린 기분예요. 결혼은 제대로 할는지, 병은 치료가 될는지, 잘나가다 끊긴 듯하고…… 하는 일없이 있는 것이 가장 힘든 일이에요.
                                              (참여자 G)

산에 가려다 안가고 있으면, 뭘 해야 할지 모르는 거죠. 뭘 해야 할지 몰라 가지고 방안에 멍하니 있다보면, 막 허허벌판에 놓여진 것처럼 황량하고 막막한 거예요.   (참여자 B)

하루를 보내는 것도 쉽지 않아요. 시간이 안 가는 것이 주문제죠. 어떻게 보내든 하루가 가긴 가잖아요. 끌려 다니듯 사는 것 같아서 좋지 않아요. 할 일이 있어서 시간을 잊고 살아야 하는데, 그러지 못하니까, 시간이 안가는 걸 참으면서 지내는 것이 시간에 끌려 다닌다는 느낌이 들게 하는 거지요.   (참여자 G)

그 사이에 좀 안 좋아서 입원했었어요. 아유, 리스페리달 2미리로 될 줄 알았는데 이번에 1미리 올라갔어요. 하긴 뭐 제 잘못이죠. 밤에 너무 인터넷을 많이 쓰고 세상일에 너무 신경쓰다보니까 압박감이 심해지고 그랬어요. 혼났죠, 크게 혼났죠. 다시는 병원에 안갈 줄 알았는데, 그래도 짧게 끝났어요. 재발해도 옛날처럼 심해지진 않는 것 같아요.   (참여자 B)

올해는 빨리 지나가는 것 같아요. 아깝고 아쉽고…… 허송세월 했으니까요. 너무 정신적으로 헤매면서 지냈다는 느낌이 들어요. 일년을 허비

한 것이지요, 다가오는 새해에는 좀 좋아졌으면 좋겠어요.   (참여자 G)

라이프 이즈 보이지(Life is a voyage)라고, 파도가 있을 때도 있고, 정착해 있을 때도 있고, 표류할 때도 있다. 그러나 목표를 향해 끝까지 가야한다. 닻은 내리지 말아야 한다는 것이지……   (참여자 A)

주어진 시간을 내 나름대로 잘 보내는 방법을 실천하는 것인데요, 너무 치우치지 않고 컨디션에 맞게 부작용이 날 정도로 무리하지 않는 범위에서 기분 좋게 시간을 잘 보내서 하루가 만족스럽게 생각되는 것이에요, 그러니까 사는데 의미가 있는 거죠, 저는 병은 있어도…… 약은 먹고 있지만…… 부작용이 나도…… 그런 게 있기 때문에 그래도 산다는 의미가 있는 거죠, 내가 장애가 있지만 그 안에서 시간을 잘 보낼 수 있다는 것 , 거기에 그래도 의미가 있는 거죠,   (참여자 B)

예전에 아주 심할 때도 3번이나 낮병동에 다니면서 회복이 되었거든요, 이 번에도 낮병원을 제대로 다니고 있으니까 회복될 수 있으리라고 믿고 있어요,   (참여자 D)

2. 해석학적 현상학적 글쓰기
(만성정신질환자가 체험한 희망에 대한 현상학적 스토리)

정신질환자의 희망체험을 보여주는 문학예술작품, 영화, 전기, 환자의 작품 등 여러 가지 자료와 본 연구 참여자들이 기술한 경험의 해석학적 현상학적 반성을 통해 드러난 의미를 중심으로 정신질환자의 희망 체험에 대한 이야기를 구성하면 다음과 같다.

질병이나 노화 등 신체적 변화는 사람들의 생활세계를 변화시킨다. 어느 날 갑자기 정신병이 찾아오면, 참여자들은 지금까지와는 아주 다르게 전개되는 자신들의 세계에 끌려 들어가게 된다. 참여자들은 세계가 위험으로 가득 차게 되는 것을 인식한다. 거리에 나가면 어디론가 끌려갈 것 같고, 에스컬레이터는 몸을 삼켜버릴 것 같다. 끔찍한 악몽에서 도망가고 싶지만 발걸음이 떨어지지 않는다. 몸의 경계는 흔들리고 퍼즐처럼 흩어지기도 한다. 이렇게 손상당한 참여자들의 몸은 자신들의 앞에 펼쳐지는 위험스런 세계를 감당할 수 없는 무기력하고 혼란스런 상태가 된다. 이때 참여자들이 바라는 것은 오로지 위협에서 벗어나 몸을 추스르는 것이다. "하느님 제발 지옥 불에서 구해주세요"라고 정신없는 와중에도 간절히 매달려 본다.

입원하여 약을 먹으면서 몸은 서서히 본래의 감각을 되찾아 가고 혼란스런 세계는 조금씩 안정되어 간다. 그러나 약물은 몸을 구속하고 억압하여, 제대로 느끼고 생각하고 움직일 수 없다. 머리는 둔탁하고, 감각은 무디고, 몸은 뻣뻣하다. 겨우 생명을 건졌다고는 해도 제대로 살아있는 느낌이 아니다. "날지 못하는 날개"처럼 몸이 마음대로 되지 않기 때문이다. 점차 몸이 약물의 구속에서 벗어나면서 "생각의 방향이 잡히고 답답한 가슴이 트여" 민첩하고 자유롭게 움직일 수 있다. 마치 탈진했던 몸에 영양과 수액이 공급되어 원기를 회복하고 병상에서 일어나는 환자들과 같은 모습이다. 이때, 참여자들은 "이제 살 것 같다"고 느끼며, 몸을 조절할 수 있고, 자신감이 생기고, 무엇인가를 해야겠다는 의욕이 솟아난다. 그것은 몸이 위협으로부터 벗어났다는 것, 손상당한 자기가 제 모습을 찾아가고 있다는 것에 대한 안도이며, 온전하게 기능할 수 있으리라는 기대이다.

이렇게 참여자들의 희망 인식은 몸이 좋아짐을 느끼면서 시작된다.

참여자들이 병을 가진 자신을 인정하기까지는 몇 번의 재발과 이에 따르는 혹독한 대가를 치르게 된다. 아무도 참여자들에게 진단명을 가르쳐 주지 않지만, 고통스런 몸을 경험하면서 병이 있다는 것을 인식한다. 그러나 병을 가진 자신을 인정한다는 것은 지금까지 살아왔던 보통 사람들의 삶의 방식을 수정해야 하는 고통스런 상실의 경험이다.

참여자들이 병을 가진 자신을 받아들인다는 것은 무엇보다 먼저, "약을 먹겠다"는 결의와 실천으로 나타난다. 그러나 약을 먹으면서 몸의 기력은 쳐지고 감각은 둔해진다. 무엇보다 힘든 것은 살이 쪄서 흉하게 된 몸을 자신의 모습으로 받아들이는 것이었다. 이전의 몸의 기능과 이미지를 상실하게 되면서, 참여자들은 좌절하고, 또한 기약 없이 약을 먹어야 한다는 사실에 소진된다. 따라서 참여자들은 약 없이 세상과 맞서보고 싶은 유혹을 끊임없이 느끼는데, 이를 뿌리치고 계속 약을 먹는 것은 재발의 두려움 때문이었다. 병이 재발한다는 것은 몸이 자신의 통제 밖으로 벗어나는 일이며, 한계적인 삶의 경계 밖으로 추방되고 세상과 단절되는 끔찍한 일이다. 그래서 참여자들은 끊임없이 자기를 타이른다. "네가 사회 속에 살고 싶으면 약을 먹고, 그렇지 않으면 세상과는 끝이다."라고……

그러나 병을 가진 몸으로 위협적인 세상을 살아가야 한다는 것이 막막하고 힘에 겨워, 참여자들은 자기만의 세계로 도피하기도 하고, 차라리 자신의 몸을 포기하려는 시도를 하기도 한다.

병이 있다는 것을 느끼면서, 참여자들은 책이나 인터넷, 교육프로그램을 통해 세상의 공식화된 언어로 자신의 병을 확인하고 알아 간다. 책에 정리된 증상이 자신의 경험과 같은 것에 신기해하고 "나의 상태가 최악은 아니다. 약을 먹으면서 잘 관리하면 정상인처럼 살 수 있다. 그리고 언젠가는 약을 끊을 수도 있다"하는 기대를 갖기도 한다. 참여자들은 약을 잘 먹는 것 이외에 불안 초조 등 종종 나타나는 증상을 다독거려 잠재우고, 술이나 담배를 통제하고, 규칙적인 생활과 운동을 하는 등, 자신을 잘 관리하여 생활을 짜임새 있게 만들어 간다. 이러한 생활의 틀 속에 있는 몸의 경험은 흐트러졌던 자기 자신에 대한 감각(sense of self)을 회복하고 통합하는 경험이고, 자기를 초월할 수 있는 잠재성을 감지하는 경험이다. 스스로 자기를 통제하고 생활을 조직화하는 것은 누구에게나 어려운 일이지만, 규칙적으로 가야하는 병원이나 직장이 없는 참여자들에게는 더 많은 노력과 인내가 요구되는 일이다. 참여자들은 거의 매일 등산이나 산책, 달리기, 등의 운동을 하는데, 운동을 하면서 체험되는 살아있는 몸의 느낌은 기쁨과 의욕을 불러 일으켰다. 반면, 비가 오거나 귀찮아서 운동을 거르면 몸은 생기를 잃고 침체되며 자신감이 위축된다. 참여자들은 "이 병은 사지가 붙어 있는 한 움직여야 해요.", "2년간 노가다 일을 하루도 빼놓지 않고 하면서 병이 나았어요"라고 열심히 몸을 움직여야 함을 강조한다. 참여자들은 생활 속에서 성취할 수 있는 목표를 세우고 이를 이루려고 노력하는 가운데 자기의 잠재성을 느끼고 자신에 대한 믿음을 회복해 간다. 목표는 사소한 것들이었지만, 성취의 결과는 큰 의미를 가져다주었다. 낮병원에 통원하는 참여자들은 자율 찻집의 운영 팀으로 발탁되고 임무를 성공리에 마치면서 자신감이 강화되는 경험을 하였다. 이런 성취의 경험은 세상으로 나가 일을 할 수 있는 당당한 자신을 확인하는 기회가 되었다.

또한 참여자들이 자신을 시간의 틀 속에 두려는 노력은 삶을 조직화하는 핵심적인 요소가 된다. 아무것도 하지 않고 있는 시간은 너무 빨리 가지만 아무것도 할 일이 없다고 생각하는 순간, 시간은 고통으로 의식된다. 갑자기 가야할 곳도 해야 할 일도 없다고 느낄 때, 무한히 펼쳐진 시간 속에 놓여진 자신은 광막한 사막에 방향을 잃고 서있는 나그네와 같다. 시간이 비어 있다는 것은 자신의 실체가 비어있다는 것이다. 따라서 참여자들은 필사적으로 비어있는 시간을 채우려 한다. 분명한 형체를 가지고 세상에 존재하려 하는 것이다. 이러한 노력들은 병을 다스리고 자신의 몸을 스스로 통제하고 지배할 수 있는 범위 내에 두려는 자신과의 싸움이며, 보통 사람들의 삶의 영역 안으로 들어가고자 하는 몸부림이었다. 결국, 참여자들이 끝까지 부여잡고 있는 꿈은 회복된 몸에 대한 꿈인데, 이는 약을 먹지 않고 살아 갈 수 있는 것과 약을 먹으면서 사회 속에서 할 일을 하는 것으로 구분할 수 있다. 보통의 삶을 살고 있는 회복된 환자들의 사례는 회복의 꿈을 키우는 강력한 힘이었지만, 참여자들이 이러한 사례를 직접 만나는 것은 드문 일이었다. 참여자들은 회복된 많은 환자들이 어딘가에서 보통의 삶을 살아가고 있을 것이라는 믿음을 가지고 그들을 만나고 싶어 하며, 자신이 회복되면 스스로 회복의 증거가 되어 환우들에게 희망을 전하는 일을 하고 싶어 한다. 실제로 자서전 『마음의 병을 앓는다는 것은 어떤 것?』과 『천국에는 새가 없다』의 주인공 나츠코와 리키는 이러한 꿈을 실현한 주인공이 되었다.

사람들이 즐거움을 추구하는 것은 생명의 본질적인 욕구이다. 참여자들은 병의 고통 중에서도 문득 가까이에 있는 즐거운 일들을 발견하게 된다. 쇼핑이나 외식 등 소소한 일들이 즐겁고 살아가는 재미를 느끼게 한다. 그리고 평범한 일상이 의미를 가지고 다가온다. 그것은 하나의 전환이라고 할 수 있는 체험이다. 창조적으로 자기를 표현하는 것은 다른 차원의 즐거움을 선사한다. 자기표현욕구는 자신의 존재를 드러내고자 함이고, 표현 방식은 세계 속에 존재하는 방식이다. 그런데 정신질환자들은 종종 자기만의 세계 속에 갇혀서 자기표현의 창을 닫아 버리곤 한다. 따라서 참여자들이 창조적인 자기표현의 욕구를 느끼는 것은 생명을 회복하고 생명의 모습을 표현하고 싶은 열정의 체험이라 할 수 있다. 참여자들은 일기, 수필 등의 글을 쓰면서 자신과 대화를 하고 언젠가는 출판하여 세상에 자신을 펼쳐 보이고 싶은 꿈을 갖기도 한다. 한 참여자는 인터넷에서 칼럼을 운영하며 정기적으로 글을 쓰고 있었는데, 그는 "워낙 이야기하는 것을 좋아해서 그렇게라도 하지 않으면 안 되겠더라고요"라고 억제할 수 없는 표현의 욕구를 설명한다. 글을 쓰는 것은 자신을 되돌아보게 하는 작업이며, 자기를 확인하고, 만들어가고, 세상에 알리는 일이다. 그리고 만들어진 글은 하나의 창조물로서 성취감을 느끼게 한다. 따라서 글을 쓴다는 보람과 기쁨은 고난을 견디며 살아있게 하고 치유하는 힘이 된다. 이러한 예는 영화 『처음 만나는 자유』와 『책상위의 천사』에서 잘 보여주고 있다. 예술가들은 좀 더 창조적으로 아름답게 자신을 표현하고자 하는 열정을 가지고 있다. 그러나 자신을 표현하는데 자유롭지 못하거나 자기를 표현했을 때 아무도 귀 기울여 들어주지 않는다면 창의성의 열정은 인간을 고통스럽게 하고 병들게까지 한다. 즉, 표현은 자유로워야 하고 타인과 교류되는 것이어야 하는 것이다. 이는 정신질환으로 좌절된 천재 예술가들의 이야기인 영화 『샤인』과 『카미유 끌로델』에서 잘 보여주고 있다. 『샤인』의 데이빗 헬프갓은 자신의 피아노 연주를 들으며 감동하는 사람들 속에서 세상으로 돌아오지만,

카미우 끌로델은 생명 같은 작품을 부수어 버리고 결국 정신병원에
서 외로운 삶을 마친다. 이러한 창의적 표현의 지향은 천재에게 있
어서는 강한 지적 호기심으로 나타난다. 노벨상 수상자 존 내쉬는
30여 년을 망상의 볼모세계에 살면서도 수학의 신비에 대한 탐구를
지속하는데, 그의 지칠 줄 모르는 탐구의 열정과 더 완성된 작품을
향한 노력은 그를 '정신분열병 환자의 살아 있는 희망'이 되게 하는
근원적인 힘이었다.

　인간은 세상 속에서 더불어 살아가는 존재이다. 그런데, 정신질환
자들은 질병기간이 길어지고 사회 복귀가 늦어지면서 학교친구, 군
대친구 등 옛 친구들과의 관계가 끊어지고 혼자 남게 되기 쉽다. 한
참여자는 학교 동창들과 관계가 단절된 상황을 "내가 학교에는 사
망한 것으로 되어 있는가"라고 말한다. 가족들은 마지막까지 세상
과의 연결고리가 되지만, 때로는 가족들과의 관계마저 끊어지게 되
고 주위에는 환우들만 남기도 한다. 아무도 곁에 없다는 느낌은 살
아가야 할 의미와 힘을 잃게 만든다. 한 참여자는 병으로 학교를 자
퇴한 후에도 친구들과 연결이 유지되도록 필사적인 노력을 하는데,
연결이 끊어지면 세상에서 밀려나게 된다는 위협을 느꼈기 때문이
다. 참여자들은 누군가와 연결됨으로써 세상 속에 존재할 수 있는
가장 기본적인 단계에 진입한다. 연결된다는 것은 희망의 시작인
것이다. 영화 『샤인』에서 한 자원봉사자는 갈 곳이 없이 정신병원
에 머물러 있던 데이빗 헬프갓을 퇴원시켜 집을 구해 주고, 카페에
서 피아노 연주를 하도록 주선해준다. 그리하여, 데이빗은 17년간
의 단절에서 벗어나 세상과 연결되고, 새로운 삶을 시작하게 된다.
전기 『뷰티풀 마인드』에서는 존 내쉬가 세상과 연결되던 상황을
그의 친구는 이렇게 회상하고 있다. "그는 오랫동안 혼자 버텨왔다.

그러나 어느 순간 이윽고 사람들에게 말을 걸기 시작했다. 그러다가 우리는 정수론에 대해 많은 이야기를 나누었다. 더러는 내 사무실에서, 더러는 식당에서 커피를 마시며 이야기를 나누었다. 그러다가 우리는 이메일을 주고받기 시작했다……" 이렇게 세상과 연결되고 의지할 수 있는 누군가가 세상에 존재한다면 참여자들은 움츠러든 자기를 세상에 펼쳐갈 힘을 얻게 된다. 특히 버겁고 힘든 여정의 삶을 살아가는 이들에게 손잡아주는 누군가가 있다는 것은 살아남기 위한 필수적인 조건이며, 힘겨워하는 이들에게 기댈 수 있는 의지 처는 마치 생명의 은인과 같다. 참여자들이 겪는 고통을 잘 이해하지는 못해도 각자의 자리에서 지켜봐 주고 도와줄 마음을 가지고 있는 가족들은 든든한 의지 처이며 울타리인 것이다. 한 참여자는 의지하던 남편이 떠나 버렸을 때의 느낌을 "갑자기 나를 감싸주던 것이 싹 가신 거예요. 그래서 내가 어쩔 줄 모르는 거예요"라고 위험한 곳에 무방비로 노출된 듯한 두려움과 무력감으로 표현하고 있다. 다른 참여자는 오랜 움츠림 끝에 서둘러 결혼하게 되는 데, 그때의 심정은 "이 사람을 붙잡지 않으면 내 인생은 끝"이라는 절박함으로 표현하고 있다. 이와 같이 정신병으로 오랫동안 버려져 있던 자신들에게 나타난 여인에게 의지 처를 발견하고 매달리는 절박함은 자서전 『종수 이야기』와 영화 『샤인』에서도 볼 수 있다. 이중섭의 아이와 가족들을 소재로 한 그림을 보면, 그림속의 인물들은 어떤 형태로든지 연결되어 있다는 것을 알 수 있는데, 여기에는 가족들과 연결되고 싶은 간절한 소망이 담겨져 있는 것이다.

　이렇게 누군가와 연결되고 의지할 수 있다는 것은 희망의 시작이 되는데, 세상에서 연결되고 의지할 수 있는 '누군가'가 곁에 없는 참여자들은, 결국 하느님에게 연결되고 의지하며 희망을 이어 가려

한다. 참여자들에게 의지할 수 있을 뿐 아니라, 그들의 고통을 이해하고 공감해주는 누군가가 곁에 있다는 것은 힘겨운 삶의 여정을 계속 걸어 갈 수 있는 용기를 준다. 그러나 가장 가까운 가족들도 흔히 환자들을 게으르거나 의지가 부족한 사람으로 생각하기 쉽고, 약의 부작용과 병의 증상으로 인한 그들의 고통을 잘 이해하지 못한다. 참여자들은 증상이 조절되고 몸이 편안해져도 두려움으로 위축되어 쉽게 세상 속으로 들어가지 못하는데, 가족들은 이를 답답해하며 구박하기도 한다. 아무도 이해해 주는 이가 없다는 것은 세상에 홀로 서 있는 느낌에 빠져들게 하는데, 이러한 외로움 속에서 참여자들은 가족들에게 "힘든 걸 좀 알아주면 좋겠는데……"하는 가냘픈 기대를 해본다. 나츠코는 환자들에게 "힘내"라는 말을 하는 것은, 이해받지 못한다는 괴로움을 준다고 하였다. 그들은 나름대로 온힘을 내어 고투하고 있기 때문이다. 한 참여자는 드디어 아버지가 이해해주기 시작했다는 느낌에 천군만마를 얻은 듯 격려되고 있었는데, 이렇듯, 가족들의 이해와 공감에 비로소 진정으로 소속되는 느낌을 갖게 되고 편안함과 힘을 얻게 된다. 전기 『뷰티풀 마인드』에서 존 내쉬의 아내 엘리샤는, 그의 고통을 자신의 것처럼 진정으로 이해하고 공감하게 되면서 이혼한 그를 받아들인다. 그녀는 내쉬에게 어떤 요구나 압박을 하지 않고 함께 살아가는데, 이런 아내 곁에서 내쉬는 그가 필요로 하였던 '안전, 자유, 우정'을 얻을 수 있었고, 이는 30년간의 황량한 자폐적인 삶에서 벗어나는 힘이 되었다. 자서전 『천국에는 새가 없다』에서도 딸의 문제와 고통을 진정으로 이해하고자 했던 아버지는 환자가 역경을 이겨내도록 하는 힘의 근원임을 알 수 있다. 여러 형태의 인간관계들이 모두 삶을 풍부하게 하지만, 특히 성숙하고, 진지하고, 멋진 상호관계는 사람들

의 삶의 질을 보다 높은 수준으로 이끌고 자아실현을 도와 준다. 이
것은 정신질환자의 경우도 마찬가지이다. 이를 정신질환을 앓았던
발레리나 니진스키는 '창조적 만남'이라고 하였다. 한 참여자는 연
구자와 면담을 하면서 "선생님과 이렇게 이야기하고 있으니 참 좋
아요. 맨날 환자들끼리 하는 얘기하고는 달라요……"라고 참신한
느낌을 표현하였다. 전기 『뷰티풀 마인드』에서 내쉬가 병으로 인
하여 그의 대학 친구와 동료로부터 소외되어야 했을 때의 절망을
"다채롭고 즐겁고 매력적인 특별한 부류의 사람들과 만나지 못하게
된 내쉬는 황야에서 완전히 길을 잃고, 잃고, 또 잃었다. ……"라고
표현하고 있다. 그 후 그의 아내는 내쉬를 입원시키지 않고 같은 부
류의 학문적 공동체 안에 살게 도와주었는데, 그것은 그녀의 희망
처럼 그를 회복시키는데 도움이 되었다.

　참여자들이 경험하는 인간관계는 여러 차원에서 살아가는 의미가
되고 살아갈 수 있도록 하는 근원적인 힘이 되는데, 그 중에서도 결혼
관계는 가장 강력하고 신비한 인간관계이다. 환자들이 희망을 키워가
는 데는 함께 하는 여러 사람들이 필요하지만, 남편이나 아내만큼 완전
한 동반자는 없어 보인다. 자서전 『종수 이야기』와 영화 『샤인』에
서는 황폐화된 환자들의 삶이 아내를 만남으로서 인간다운 삶을 살게
되는 전기가 마련되었고, '정신분열병환자의 살아있는 희망'인 『뷰티
풀 마인드』의 기적에는 30년의 고난의 시간을 함께 한 아내가 있었
다. 자서전 『천국에는 새가 없다』와 『마음의 병을 앓는다는 것은
어떤 것?』의 주인공 리키와 나츠코도 부모의 지지와 사랑이 병의 극
복에 큰 힘이 되지만, 그녀의 병을 이해하는 남자를 만나 결혼함으
로서 오랜 치유의 과정이 완성된다. 본 연구에서도 독신으로 살고
있는 참여자들은 "혹시 알아요? 저도 결혼해서 살 수 있는 날이 올

지⋯⋯"라고 결혼에 대한 기대를 보이며 결혼을 도달하기는 어렵지만 도달하고 싶은 최종 목적지로 표현한다. 그러나 본 연구에서는 오직 한 참여자만이 결혼하여 가정을 이루고 있었다. 가정이 화기애애한 것은 아니지만, 고집스럽고 불같은 성격의 정신병자 곁을 떠나지 않는 아내가 그에게는 구원의 천사이다. 그는 "아내가 살렸지요. 결혼을 안했더라면 어떻게 되었을지 상상도 못하겠어요. 정신병이 심해져 가지고 행패나 부리고 했을지도⋯⋯"라고 자신의 결혼을 다행으로 여긴다. 그에게도 결혼은 『뷰티풀 마인드』에서처럼 신비한 인간관계인 것이다.

정신질환자들의 삶은 나침판도, 목적지도 없이 풍랑 속을 표류하는 작은 배와 같다. 그러나 문득 마음에 변화가 일어나 새롭게 목적지를 설정하고 풍랑을 벗어나고자 하는 내면으로부터의 강한 '생명'을 느끼는 전환을 체험하기도 한다. 참여자들은 의미 없는 일상에 침체되어 있던 중, 문득, 세상에는 즐겁고 의미 있는 일이 많다는 것을 인식하며 삶의 의욕을 느끼기도 하고, 자신이 살아 있다는 것을 증명할 무엇인가를 행하고 싶어 한다. 이러한 전환점의 체험은 그것의 드라마틱한 특성으로 인하여 문학작품의 필수적인 플롯이 된다. 소설 『베로니카 죽기로 결심하다』와 『상실의 시대』, 영화 『처음 만나는 자유』에서 주인공들은 동료 환자의 자살이라는 극적인 사건을 경험하면서 또한 영화 『뻐꾸기 둥지위로 날아간 새』에서는 주인공이 식물인간이 되는 상징적인 죽음을 통하여 환자들은 지금까지와는 다른 삶을 살고자 하는 일대의 전환을 하게 된다. 이러한 전환은 새로워지는 형태를 갖지만 잊고 있던 것을 깨닫게 되는 경험이기도 한다. 이는 위의 소설과 영화에 그려진 요양원의 환자들을 통해 볼 수 있다. 세상으로부터 격리된

곳에 조용히 머물러 있던 환자들은 어떤 계기를 통하여 경계를 넘어 보통의 삶으로 돌아가려는 분투를 시작한다. 잊고 있던 경계 너머 삶을 깨닫고 돌아가고자 하는 것이다. 이렇게 전환은 살아가는 의미의 발견이자 새로운 자기와의 만남이며 잊혀진 자기를 되찾는 것이다. 즉 또 다른 삶의 지평이 열리는 것이다.

또한 참여자들은 재발과 회복의 과정을 겪으면서 병을 인정하고 자신의 한계를 받아들이는데, 이는 자신의 세계를 박탈당하는 혹독한 시련이며 겨우 남아있는 자원으로 새로운 세계를 구축해야 하는 힘든 일이다. 한 참여자는 "정말 노력해 봤지만 아침에 일찍 출근해야 하는 것은 안 되는 거 더라구요. 지난번 재발하면서 확실히 깨달은 거죠. 남들은 다 직장 다니는데 나는 왜 이럴까하고 생각하면 괴롭지만 파트타임이나 프리랜서로 하는 일을 찾아야겠어요. 내가 할 수 있는 범위에서 일하고 남는 시간을 잘 보내면 잘 살았다고 할 수 있는 길이 있을 것 같아요" 라고 한계를 인정하면서 새로운 가능성을 찾으려 한다. 일류대 학생, 엔지니어, 목사, 평범한 주부 등 가고자 했던 길을 포기하면서 자기의 세계가 다 무너져 버리는 고통을 겪는다. 그러나 "병을 잘 다스리며 살아가면 내 인생도 그렇게 깜깜 절벽은 아니다.", "이제부터라도 잘하자"라고 새롭게 시작하려는 의지를 다지기도 하고, "또 다른 길이 있을 것이다.", "출세하고 잘 사는 것만 의미 있는 일은 아니다"라고 다른 길과 새로운 의미를 찾으려 한다. 또한 참여자들은 병으로 인해 고통스런 삶을 살아온 자신을 측은히 여기고 사랑하게 된다. 이는 자신의 한계마저 사랑할 수 있다는 의미를 포함한다. 한 참여자는 "정신병자들을 사랑해요. 물론 나 자신도 사랑하고요"라고 하고, 나츠코는 정신분열병을 앓게 된 것을 귀중한 체험이라고 한다. 이와 같이 한계를 수용한다는 것은, 한계를 초월하여 자유로워지는 것이며, 운명을 받아들이지만 자신의 삶에 대하여 적극적인 책임을 갖으려는 능동적인 자세를 포함하는 것이다.

참여자들이 증상으로 시달릴 때는 마치 지옥에 있는 듯하고 덫에 걸린 듯하다. 환자의 그림 『나의 세계』에는 감시하고 죽이려하는 커다란 눈이 벽에 박혀 있다. 이와 같이 환자들에게 있어서 세계는 위험하고 두려운 공간으로 지각된다. 이러한 공간에 갇혀있을 때는 빨리 그곳을 벗어나 안전한 곳으로 가고 싶은 마음뿐이다. 정신병원은 비교적 안전한 곳이기도 하다. 그러나 참여자들은 정신병원에 머물러 있기를 바라지 않는데, 이는 안전할 뿐만 아니라 자유롭고 평화스런 곳 그리고 함께 하는 곳을 원하기 때문이다. 한 참여자는 공동체에서 운영하는 목장에 다녀와서 "그곳은 말할 수 없이 평화로워요. 정말 천국 같아요. 신부님은 따뜻하고 인간적으로 대해주셨어요⋯⋯"라고 한다. 그 곳에서 경험한 안전함, 평화로움, 온정과 존중은 『뷰티풀 마인드』의 존 내쉬가 프린스턴 대학의 캠퍼스에서의 경험했던 느낌과 유사한 것이다. 내쉬가 배회하던 캠퍼스는 열려있고 고요하고 안전한 곳이며 사람들을 만날 수 있는 자유로운 곳이었다. 그곳에서 내쉬는 원하였던 '안전, 자유, 우정'을 경험할 수 있었고, 이러한 경험은 그가 은둔자적 소외에서 벗어나 세상으로 돌아오는 힘이 되었다. 정신병원의 낮병원도 '안전, 자유, 우정'이 있는 공간으로 체험되고 있었다. 참여자들은 낮병원에서 별다른 간섭 없이 프로그램에 참여하고 병원구내를 자유롭게 소요하면서 동료 환자들과 우정을 나눌 수 있었다. 한 참여자는 퇴원 후 보름 만에 스스로 낮병원에 입원하는데, 그 이유는 혼자 있는 단절된 공간을 견딜 수 없었기 때문이었다.

또 한 참여자는 "낮병원에 오면 병이 재발되지 않도록 보호해 주어 안심이 되고, 억지로 시키지 않는 자유로운 시스템이 도움이 된다"고 한다. 반면, 참여자들은 요양원으로 보내지는 것을 두려워하고 있었다. 그곳은 자유가 없는 고립된 유배지라고 생각하기 때문이다. 그러나 자유롭게 열려진 공간도 그 곳을 나와 갈 곳이 없다면 갑갑한 공간이 되는데, 한 참여자는 갈 곳이 없이 홀로 있어야 하는 집을 '창살 없는 감옥'이라고 표현하고 있다.

이렇게 참여자들의 기술은 '안전, 자유, 우정'이 희망을 체험하는 공간의 핵심적 요소임을 반영하는데, 이는 예술작품이나 환자들의 그림에서도 잘 드러나 있다. 반고흐가 정신병원의 창문을 통해 본 정경 『별이 빛나는 밤』에서 무한한 자유로움에 대한 갈망을 느낄 수 있고, 이중섭의 그림 『가족과 비둘기』에서는 가족들이 함께 하는 공간에 대한 그리움이 전해진다. 그리고 환자의 그림 『내일이 있는 집』에는 평화로운 곳에 대한 소망을 읽을 수 있다.

정신질환자들에게 있어서 시간은 재발과 회복을 반복하면서 순환적으로 흘러간다. 순환하면서도 앞으로 흘러가는 시간의 지각에는 고통스러웠던 과거와의 화해와 좀 더 나은 미래에 대한 기대가 통합된다. 한 참여자는 우연히 'life is voyage'라는 글귀를 보고 "인생은 항해와 같다. 아무리 파도가 심해도 닻은 내리지 말자. 끝까지 가는 거다."라는 생각을 가슴에 새기는데, 그 후 15년간 어려움을 무릅쓰고 직장을 유지하였다. 참여자들은 병이 재발되더라도, (재발이 안 되었더라면 더 좋았겠지만) 이전에 회복되었듯이 이번에도 회복되리라 믿음을 가지고 있었다. 그러한 믿음이 없다면 희망이 없는 것이다. 소설 『세월』에서 주인공은 병이 재발하자 "이번에는 고비를 넘길 수 없을 것 같다"고 하며 자살을 시도한다. 한 참여자는 "시간이 잘 나가다가 끊긴 것 같고…… 지금이 위기지요"라고 지금이 대한 심정을 표현하는데, 이와 같이 넘길 수 없는 단절된 시간의 느낌은 미래를 기대할 수 없는 절망을 나타낸다.

환자의 그림 『과거, 현재, 미래』에서는 좋았던 과거와 현재의 슬픔, 조금은 나아 질 미래의 표정이 잘 그려져 있고, 환자들의 글에도 현재는 어두운 밤, 추운 겨울로, 내일은 밝은 아침과 따뜻한 봄으로 묘사되고 있었다. 한편 현재라는 순간은 소중하게 살아서 의미 있게 만들어야 하는 '때'이다. 이와 같이 참여자들은 연속되는 시간의 흐름 속에 고통의 어둠을 벗어나 밝게 다가올 미래를 기대한다. 또한 참여자들은 질병 속에 빠져 있던 시간을 공백기로 생각하며 이제부터는 순간순간의 시간을 의미 있게 채워 가려 한다.

이상과 같이 정신질환자에 의해 체험된 희망의 본질을 간추려 정리하면 다음과 같다.

정신질환자들이 체험하는 자신의 몸은 위협당하고 상처받고 억눌린 몸이다. 이들의 희망은 우선 살아남고 상처받은 몸을 온전하게 복원하려는 지향이며 또한 몸의 한계를 자신의 전체 속에 받아들이고 나아가 새로운 가능성과 의미를 갖는 몸으로 재구성하려는 지향이다. 이러한 과정은 구속으로부터 자유로움을 향하는 과정이다.

정신질환을 앓는다는 것은 세상으로부터의 추방상태이다. 따라서 환자들은 추방상태로부터 벗어나고자 하며, 세상과 연결되고 세상 속에 머무르고자 한다. 이는 연결되고 의지하고 관심을 나누며 함께 있는 누군가의 존재로 가능해진다. 이러한 누군가를 통하여 환자들은 세상에 살아남게 되고 나아가 가치 있게 되는 자기를 체험하게 된다. 또한 몸의 복원도 추방상태로부터 풀려나는 것을 의미한다. 질병 속에 빠져 있는 몸은 병에 구속되고 세상과 단절되고 세상으로부터 받아들여지지 않는 몸이기 때문이다.

정신질환자들이 체험하는 공간은 위험할 뿐 아니라, 자신을 구속하거나 추방하는 공간이다. 따라서 환자들은 안전하고, 자유롭고, 함께 하는 공간에 머무르고자 한다. 이는 몸에 대한 지각과 타자들과의 관계와 긴밀하게 연결된다.

정신질환자들은 텅 비어 있는 시간 속에 놓여지면서 존재자체를 위협 당한다. 그러므로 환자들은 시간의 틀을 짜고 의미로 채우면서 존재를 회복하고 재구성하려 한다. 여기에는 시간을 순환하며 진행하는 과정으로 받아들이는 인내와 용기가 요구된다.

이렇게 정신질환자들의 희망은 존재의 형태를 회복하고 의미로 채우려는 지향으로 몸, 시간, 공간, 타자의 긴밀하게 엮여진 체험 구조로 이루어져 있다.

Ⅵ. 논의

희망은 총체적 자신의 일부로서 시련을 수용하고, 자신이 살아가야 하는 삶 안에 받아들이는 한편, 그것을 창조적인 과정의 내적 작업을 통해 전환시키는 것이다(Marcel, 1951/1978). 정신질환자들에게 시련은 질병으로 인한 구속과 추방 상태와 같은 것이다. 따라서 정신질환자들에게 희망이란 우선 병을 앓는 자신의 몸을 받아들이는 것, 그리고 병의 구속으로부터 해방되는 몸, 추방상태로부터 돌아오는 몸을 체험하는 것으로 볼 수 있다. 몸은 세상 속에 던져진, 세상과 연관을 맺고 살아가야 하는 주체로서의 몸이다. 그런데 정신질환은 주체인 몸에 대한 지각, 즉 자아감(sense of self)의 혼란을 겪는 과정이며(Mary McGrath 1984), 회복은 변형된 자아감이 안정된 상태로 재구성되는 것이라 할 수 있다(Estroff 1989). 이때, 희망은 생명을 향한 정신적 헌신(psychic commitment to life) (Fromm, 1968)으로서 회복 과정을 진행시키는 즉 새로운 자기로 변화시키는 창조적 에너지라고 할 수 있다.

본 연구에서 모든 참여자들이 체험한 가장 중요한 희망의 모티브는 몸이 좋아진다는 것이었는데, 정신질환자들도 다른 신체적 질환과 마찬가지로 손상된 몸을 회복하는 것이 상실을 회복하는 첫 단계라는 것을 상기시킨다. 이는 Johnson(2001)과 김이순(1996)이 뇌졸중 환자의 희망의 원천으로 확인한 '기동성'과 '신체기능의 회복'과 유사한 범주라고 할 수 있다. 그러나 본 연구 참여자들의 체험에서 보여준 바와 같이, 정신질환자의 경우는 단순히 잃었던 기능을 회복하는 차원이 아니다. 증상기에 위협과 압박으로 지각되던 세상 속에 던져졌던 몸은 세상과 조화롭게 연관될 수 있는 몸으로 바뀌고 약물의 부작용 등으로 부자연스럽고 자기 같지 않던 몸은 본래의 자기 몸을 되찾게 되는 자아감의 회복을 포함한다. 또한 본 연구 참여자들에게 무엇인가를 해낼 수 있는 당당한 자신을 발견하는 것은 희망을 키우는 중요한 경험이었다. 이는 스스로를 가치 있게 평가하는 몸의 체험으로서 엠파워 되고 자신감을 얻게 하는 방법으로 여러 연구에서 희망고취 전략으로 제시되고 있다(Kirkpatrick 등, 1995, 2001; McCann 2002). 본 연구 참여자들의 경험에서, 사소한 성취의 기회가 참여자들에게 큰 의미를 줄 수 있음을 알 수 있었으나 그러한 기회가 자주 주어지지 않는 것이 아쉬움이었다.

한편, 참여자들이 병을 가진 몸을 인식하고 병에 대하여 알아가며 병을 가진 몸의 한계를 초월하여 병을 가진 자신을 사랑할 수 있게 되는 체험에는 곤경을 인식할 때 생겨나는 희망의 역설적인 특징이 잘 드러나 있었다.

진단을 받는 경험은 불치의 병을 얻었다는 절망(Estroff, 1989)과 저앙으로(Lovejoy 1982) 혹은 고통의 실체를 알게 되어 차라리 위로가 되는 경험으로(Karp & Tanarugsachock 2000) 개인에 따라 매우 다양하게 나타난다(Abott, 1993). 본 연구 참여자들은 자신의 진단명을 알고 난 후에 "이만하길 다행이다. 내 경우는 그렇게 심한 것은 아니다"하고 안도하기도 하였고, "큰 일 날 뻔했구나."하는 당혹감과 두려움을 경험하기도 하였다. 말기 암과 같은 진단 받아들이는 경우, 절대자에게 현실적인 설명을 넘어서는 모든 것을 맡기는 초월적인 희망의 과정은 보이게 되는데(Farren, Hertq & Popovish 1995; 태영숙, 1994), 본 연구 참여자들의 경우 현실에 근거한 희망의 마음인 합리적인 사고의 과정이 더 두드러짐을 볼 수 있었다. 참여자들은 직장복귀와 결혼 등 사회로 돌아가는 과정에 재발을 경험하면서 한계를 가진 자기의 몸을 인정하고 삶의 새로운 관점을 갖게 되는데, "주어진 자원을 활용하여 무리하지 않고 즐겁게 잘 살 수 있는 방법을 찾아야죠"라고 인생의 의미와 목적을 재조정하면서 희망을 유지하고 있었다. 이렇게 제약을 가진 몸을 인정하고, 더 나아가 사랑하게 되는 경험은 여러 문헌(Abott, 1993; Strauss, 1989)에서 전환으로 표현되고 있는 것과 유사하다. Strauss(1987)는 회복의 마지막 과정은 환자가 적극적으로 자신의 회복을 위해 개혁자나 협조자로 참여하고 노력하는 단계이며, 이 단계에서는 용기와 희망이 매우 중요하다고 하였다. 본 연구 참여자들의 경험에서 자신을 개혁하고 새롭게 되려는 노력에는 상실과 한계를 수용하는 눈물겨운 용기와 인내를 발견할 수 있었다. 이러한 과정은 구속 상태를 벗어나 자유로움으로 지향하는 고투라고 할 수 있다. 희망은 기본적으로 자유로움의 지향인 것이다(Marcel, 1951/1978).

　　Estroff(1989)와 Lally(1989)의 연구에서는 환자들이 생활보호자 보조금(SSI)을 신청하는 경험을 '자기의 상실에 대한 애도' 즉, 독립적인 삶을 살아갈 수 있는 능력이 상실된 몸을 체험하는 슬픔으로 표현하고 있는 반면, 본 연구의 참여자들은 장애인 등록증을 별다른 마음의 저항 없이 발급받아 활용하고 있었다. 이러한 차이는 성인이 된 후에도 어느 정도의 의존성이 허락되는 우리나라 가족 문화와 독립심을 추구하는 서구 문화 간의 차이, 장애인 등록 제도와 혜택의 차이 등 제도와 문화의 차이로 볼 수 있다. 또한 외국의 여러 문헌에서는 정신질환자의 사회적 낙인화를 희망의 가장 큰

걸림돌로 표현하고 있는데 비하여(Adams, 1998; Kirkpatick 등, 1995; Gallo, 1994; Lovejoy, 1984; Vellenga, & Christenson, 1994; Wahl, 1999), 본 연구에서는 그것이 중요한 주제로 드러나지 않았다. 이는 참여자들이 대부분 직업이 없이 정신질환자 내부의 집단에 속해 있어서, 미처 의식되지 않은 채 남아있었거나, 의식되기에는 너무나 깊숙한 곳에 은폐되어 있었을 것으로 사료된다.

Glasser(1998)는 즐거움(Fun)의 추구를 인간의 본질적인 욕구라고 하며, 새로운 것을 탐구하고자 하는 호기심과 배움으로서 얻는 기쁨, 웃음으로 표현되는 것을 즐거움에 포함하였다. 본 연구에서, 이러한 즐거움의 추구는 그 방식이 개인에 따라 독특하지만, 삶에 대한 의미와 열정을 갖게 하는 중요한 체험임을 알 수 있었다. Hatifield & Lefley(1993)는 예술분야의 소질과 창의성은 환자들의 회복을 위한 소중한 자원이라고 하였는데, 영화 『샤인』에서 보인 예술적 표현의 즐거움이나, 천재수학자 존 내쉬가 보여준 학문적 탐구의 열정에서 희망을 확인할 수 있었다. Herth(1990, 1995), Hicky(1986), Miller(1989) 등이 만성환자나 암환자의 희망촉진 전략으로 유머를 제시하였는데, 즐거움의 체험이라는 점에서 차원은 다르지만 같은 맥락으로 이해할 수 있겠다.

또한 본 연구의 참여자들은, 병과 일상생활의 관리를 통하여 정상의 범주에 머무르는 몸을 통하여 희망을 체험하고 있었다. 스스로 기능이 통제되는 몸 그리고 상황이 통제 밖으로 벗어나지 않도록 내버려두지 않는 몸의 체험은 자아감을 회복하고 자신감을 갖게 하는 희망의 체험이었다. 이러한 경험은 회복된 환자들의 자전적 보고(Fox, 2001; Greenblat, 2000; Stainby, 1992)에서도 잘 표현되어 있다. 그러나 스스로 자신을 통제하는 것은 치열한 자신과의 싸움을 통해서만 가능한

데, 이러한 참여자들의 모습에서 희망을 갖게 하는 개인적인 속성인 의지와 결심, 용기, 인내(Brown, 1989; Marcel, 1951/1978; Herth, 1990)의 중요성을 확인할 수 있었다. Marcel(1951/1978)에 의하면 희망은 질병의 어둠이나 추방상태와 같은 시련에 부합하려는 반응으로 생겨난다. 발병기 정신질환자들의 공간체험은 기본적으로 두려운 곳에 던져지는 추방상태이며, 희망은 추방상태로부터 해방되고자 함이다. 참여자들이 희망을 체험하는 공간의 의미에는 죤 내쉬가 간절히 원했던 안전과 자유와 우정이 담겨 있었다. 이는 "손에 손을 잡고 속박상태에서 벗어나 자유로 향하는" 희망의 의미(Marcel, 1951/1978)을 반영하고 있다. 한편 Brown(1989)은 말기 암환자의 희망촉진 전략으로 미학적인 즐거움을 주는 공간을 제시하고 있는데, 정신질환자들의 공간에 대한 지각이나 요구와 비교됨을 알 수 있다. 참여자들은 낮병동을 안전하고 자유롭고 함께 하는 공간으로 지각하고 있었다. Morris(1996)가 연구한 정신질환자의 사설 홈케어에 대한 환자들의 경험은 우정이 있고 소외가 감소되는 곳으로 낮병원에 대한 참여자들의 지각과 유사하였고, 또한 안정된 장소, 안정된 투약, 희망의 갱신, 환영받고 소속되는 장소, 선택과 협상으로부터 도피하는 장소, 좌절, 통제력 상실 등, Armstrong(1996)과 Goerge & Howell(1996)의 연구에서 보여준 정신병동 입원경험의 주제 중 긍정적인 주제가 낮병동의 공간지각에서 나타났다.

  희망은 다가올 시간에 대한 긍정적인 기대로서 본질적으로 미래지향적이며, 미래는 과거와 현재에 의해 해석되는 연속선에 있으므로 희망의 시간성에는 과거, 현재, 미래가 포함되어 있다(Dufault & Martochio, 1985). 이러한 희망의 시간성은 본 연구에서도 확인되었으며, 참여자들의 희망으로 체험된 시간의 핵심적인 의미는 순환하는 가운데 전진하는 연속성과 비어 있지 않고 채워져 있는 순간들로 이루어져 있었다.

말기 암환자들의 희망은 과거의 즐거운 추억을 살려내어 현재를 가치 있는 시간으로 인식하게 하고 현재를 충만하게 살도록 하는 것(Herth 1990)으로 현재에 초점이 주어지고 있는데 비해, 본 연구에서 나타난 참여자들의 희망은 나아질 미래에 더 많은 초점을 두고 있다. 참여자들이 보여준 질병이전으로 돌아가고자 하는 바램과 재발을 겪으면서도 앞으로 나가려는 의지에서 "이전처럼, 그러나 이전과 다르게, 그리고 이전보다 낫게"라는 희망의 본질적인 시간 인식(Marcel,1951/1978)을 확인할 수 있었다. 이는 흔히 '회전문' 혹은 '무시간성의 궤적'(Rawnsley, 1992)이라고 명명된 재발에 대한 절망적인 견해와는 차이를 보이는 순환적인 사고였다. 참여자들은 재발을 겪으면서도 지난번 재발도 이겨냈으므로 앞으로 재발된다 해도 이겨낼 수 있으리라는 통제할 수 있는 자신감을 갖기도 했다. 오히려 참여자들을 절망하게 하는 고통스러운 시간은 텅 비어 있는 시간의 인식이었다. 텅 비어 있는 시간 속에 놓인다는 것은 좌표와 방향을 잃어버린 존재가 되는 것이었고 존재 자체가 비워지는 위협이었다.

인간은 세계에 던져진 존재로 존재하면서 세상과 배려하는 방식으로 관계를 맺는다. 마르셀은 친교관계는 절망적 고독에서 인간을 구원하는 희망이라고 하였다. 정신질환자들의 질병경험에서 공통적으로 밝히고 있는 절망의 이유는 소외와 단절 등, 관계의 상실이며(Chernomas, Clarke, & Chisholm, 2000; Moore, 1997; Watts & Morgan, 1994), 의미 있는 인간관계가 희망을 고취시킨다는 사실은 많은 연구에서 주장되고 있다. 본 연구에서 참여자들이 체험하는 인간관계는 보다 근원적 실존의 의미를 가지고 있었다. 그것은 참여자들이 지각하는 자신의 몸과 세계는 일반적인 경우보다 불안하기 때문이라고 생각된다. 본 연구에서, 참여자들은 우선 누군가와 연결되면서 세상에 살아남게 되는 체험을 하는데, 이는 더 위협적인 세상에 취약한 몸으로 던져진 추방당한 존재인 자기를 지켜내기 위하여 우선 누군가와 연결되어야 하기 때문이라고 사료된다.

Davidson(1992)은 자아감의 재구성을 위해 중요한 것은 질병에 대한 이해와 그들의 잠재력을 믿어주는 누군가가 있는 것이라고 하였는데, 본 연구에서는 가족이 그런 의미를 주는 사람들이었고, 특히 결혼 관계가 모든 인간관계 중 가장 완성된 관계의 의미를 주는 것을 볼 수 있었다. 이는 Tolgalsboen & Rund(1998)가 10년간의 추적연구를 통해 밝힌 정신분열병환자의 회복요인-배우자가 있다는 것, 회복에 대한 희망과 의지를 유지하였던 것-을 지지하는 내용이다.

본 연구에서 가족은 세상과의 연결고리이며, 세상의 위협으로부터 지켜주는 의지 처였다. 그러나 가족은 참여자들을 잘 이해하거나 지지적인 편은 아니었고, 오히려 상처를 주는 경우도 종종 있었다. 그러한 가족에 대하여 참여자들은 섭섭함을 느끼면서 동시에 "오죽하면 그러겠느냐"하는 이해하려는 태도와 가족의 고생스런 삶을 측은히 여기는 연민의 정을 가지고 있었다. 참여자들은 가족과 함께 있을 수 있다는 것, 가정의 울타리가 있다는 것만으로도 안도하고 고맙게 생각하고 있었다. 이는 감정표출과 관련하여 가족을 재발의 원인제공자로 보는 연구들(Kanter, Lamb, & Loeper, 1987; Leff & Vaughn, 1987; 정영철 등, 1988)과는 상반되는 내용이다. 또한, 연결되고 의지할 수 있는 인간관계를 세상에서 구하지 못하는 참여자

의 경우, 결국 신(God)과의 관계 맺음을 지향하는 것을 볼 수 있는
데, 이때 참여자와 신과의 관계는 인간적인 관계의 의미를 내포한다.
이는 최미순(2000)의 연구에서 보여준 외로움을 벗어나기 위한 신과
의 관계와 유사하다. 여기에서 신은, 내세의 평화를 현재로 끌어들일
수 있도록 하는 존재로서 현재의 고통에 대한 인간적 설명을 넘어서
는 말기암환자의 초월자로서의 신(Herth 등, 1990, 1995)과는 다른
의미라고 할 수 있다.

　Adams(1998), Kirkpatick 등(1995)과 McCann (2001)등의 연구
들은 간호사의 지지적 관계를 환자를 동기화하는 희망촉진 전략으로
제시하고 있다. 또한 회복된 환자인 Fox(2001), Greenblat(2000) 등
은 이해될 수 있는 사람과 자신의 아픔과 병을 나누는 '나눔'을 효과
적인 대처방법으로 제안하며 치료자와의 좋았던 나눔 경험을 기술하
였고, O'Brien(2000)은 정신질환자가 경험한 정신간호사와의 관계의
의미를 '함께 있음', '연맹관계', '서로 이해함'라고 규명하였는데 본
연구에서 확인한 희망을 체험하는 타자관계와 유사한 의미이다. 본
연구에서도 참여자들의 나눔과 지지에 대한 욕구는 간절하였는데,
치료자들이 이러한 욕구에 반응해주는 사람으로 의미 있게 드러나지
는 않았고, 환우들은 나눔을 함께하는 중요한 타자로 그들 곁에 있
었다. 한편, 존 내쉬와 나츠코의 스토리는 정신질환자에게 요구되는
관계의 전형을 보여주는 것이라 할 수 있다. 특히 존 내쉬는 아내의
'구속하지 않는 돌봄'으로 '안전, 자유, 우정'을 얻을 수 있었고, 이
는 희망을 가꾸는 힘이 된 것이다.

　이와 같이 타자와의 연관 관계 속에 살아가야 하는 인간에게 의
미 있는 친교 관계는 자신의 존재를 확인하는 근거가 된다. 또한 희
망은 언제나 친교와 연관되어 있고, 절망과 고독은 근본적으로 같

다는 것(Marcel, 1951/1978)을 본 연구 참여자들의 체험에서도 확인할 수 있었다.

이상의 논의를 종합하면, 정신질환자들이 시간과 공간의 형식과 타자와의 관계를 통해 세계 속에 존재하는 모습을 탐구함으로서, 그들의 삶의 깊숙한 곳에 은폐되어 있는 희망의 체험을 생생하게 드러낼 수 있었다는 것은 감동스런 일이었다.

특히 정신질환으로 인하여 자신과 세계가 와해되는 듯한 심한 혼란과 고통 속에서도 참여자들은 회복을 향해 노력하고 있으며, 희망을 유지하고 있다는 것은 놀라운 사실이었다.

참여자들은 회복되는 몸의 꿈을 가지고 있었으며, 동시에 몸의 한계를 받아들이고 초월하려는 고투를 하였다. 이러한 한계의 수용과 초월은 암환자의 경우와 본질적으로 다르지 않다고 할 수 있지만 시간성에서 다르게 나타난다. 정신질환자의 경우는 암환자처럼 받아들이도록 요구되는 한계가 분명하지 않을 뿐 아니라 시간의 제한을 받지 않기 때문이다. 그러나 이를 무 시간성의 궤적으로 인식하는 것은 단지 타자의 관점일 수 있다. 참여자들은 스스로 한계를 정하는 고통을 겪어내고 한계를 초월하려는 투쟁을 하고 있기 때문이다.

정신질환자의 몸이 회복되는 것은 자아감의 복원과 통합을 포함하며 신체적인 질병을 앓은 경우에 비해 좀 더 근원적인 의미를 갖는다고 할 수 있다. 또한 타자와의 연결성의 의미도 세상에 살아남아 존재할 수 있게 하는 연결고리로서 생존의 절박한 요구를 담고 있다. 이는 시간의 체험에서도 마찬가지이다. 정신질환자들에게 있어서 비어 있는 시간을 채운다는 것은 존재를 회복하는 것으로 체험되기 때문이다.

이와 같이, 정신질환자들이 시간과 공간, 타자와의 관계 속에 놓여진 몸의 존재는 절실한 생명의 욕구를 담고 있으며 그것은 곧 희망이라고 할 수 있다.

그들의 삶의 구조 속에 들어가 그들의 절실한 요구를 이해하고 함께 할 수 있다면, 그들이 생명을 회복하도록 희망을 불러일으킬 수 있을 것이다.

VII. 결론 및 제언

정신질환은 복합적인 상실의 과정이며 실존적 곤경이다(Rawnsley, 1992). 이러한 곤경을 견뎌내고 벗어나기 위하여 희망의 체험이 중요하다는 것은 환자들과 여러 전문가들이 동의하고 있다. 본 연구자도 이에 견해를 같이 하며, 정신질환자가 체험하는 희망의 의미와 본질을 심층적으로 이해하고 드러내어 밝히고자 본 연구를 시도하였다.

연구의 방법은 체험의 본질구조에 심층적으로 접근할 수 있도록 Van Manen의 현상학적 방법을 사용하였다. 희망의 체험 자료는 지역사회에 거주하는 만성정신질환자 9명과의 심층면담으로부터 얻은 생생한 체험과, 정신질환자의 세계를 표현한 소설, 영화, 회복된 환자의 전기와 수기, 환자들의 수필과 시, 유명화가의 그림 등에 나타난 희망의 모티브이다. 이러한 여러 가지 자료들은 Van Manen이 제시한 생활세계의 4 실존체-체험된 몸, 체험된 공간, 체험된 시간, 체험된 타자-에 따라 해석학적 현상학적 분석하였으며, 그 결과를 하나의 스토리로 구성하였다.

연구의 결과 나타난 정신질환자의 희망 체험의 구조는 다음과 같다.

1) 체험된 몸: 신체성

희망의 체험은 몸 상태가 좋아지는 것, 해낼 수 있는 당당한 자신을 발견하는 것, 건강한 자녀들의 모습을 확인하는 것, 병을 가진 몸을 수용하고 한계를 초월하는 것, 즐거움을 경험하는 것, 몸이 건강의 범주에 머무르는 것 등의 몸의 체험으로 나타났다.

참여자들은 증상과 약물의 억눌림으로부터 몸이 놓여나고 몸이 좋아지면서 희망을 느끼기 시작하였다. 몸이 좋아진다는 것은 스스로 통제할 수 있고 자유롭게 세상 속에 펼칠 수 있는 몸이 되는 것이며, 본래의 몸에 가까워지는 것이었다.

또한 무엇인가 해낼 수 있는 가능성을 가진 당당한 자신을 발견하는 것은 소중한 희망의 체험이었는데, 이를 위하여 구체적이고 현실적인 목표를 세우고 성취하는 것, 경제적으로 의존하지 않는 것이 필요한 일이었다.

한편, 병을 가진 몸을 인식하고, 병에 대하여 알아가고, 자신의 몸의 한계를 수용하고 초월하는 체험은 희망의 핵심이라고 할 수 있다. 참여자들은 병의 재발과 실직 등 시련을 겪으며 삶의 새로운 관점을 구축하고 목표를 조정하게 되고, 병의 구속으로부터 자유로워지고, 병을 가진 몸을 사랑하게 되는 체험을 하였다. 즐거움의 체험은 삶을 활기차게 하고 의미 있게 하는 희망의 체험이었는데, 여기에는 쇼핑이나 외식 등 일상적인 생활 가운데 누리는 즐거움, 글을 쓰면서 얻는 자기표현과 창작의 즐거움, 예술가들의 작품 활동, 천재의 학문적 호기심의 추구 등이 포함되었다.

마지막으로, 몸이 건강의 범주에 머무르는 것이 희망의 체험에 필수적이었으며, 이를 위한 노력에는 약을 잘 복용하고 증상을 다루어 가는 것, 열심히 활동하고 일상생활과 시간을 조직화하는 것 등이 포함되었다. 참여자들의 궁극적인 희망은 회복된 몸의 꿈이라고 할 수 있는데, 언젠가는 회복되어 다른 환자들을 위해 회복의 증거가 되고 희망이 되고 싶은 꿈을 가지고 있었다.

2) 체험된 공간: 공간성

참여자들이 희망을 체험하는 공간은 안전하고 자유로우며, 함께 하는 곳이었다. 발병기에 참여자의 공간체험은 두려운 곳이었으며, 따라서 희망을 체험하는 공간의 의미에는 안전한 곳이 우선이었고, 다음이 함께 어울려 있는 곳과 자유로운 곳임을 확인할 수 있었다.

일반적으로 가정은 안전하고 자유로운 곳이지만 반듯이 함께하는 곳은 아니었으며, 병원은 안전하고 우정을 나눌 수 있는 곳이지만 자유로운 곳은 아니었다. 대체로 참여자들은 낮 병동에서 안전, 자유 우정을 모두 체험하고 있었다.

3) 체험된 시간: 시간성

참여자들의 희망으로 체험된 시간의 의미는 순환하는 가운데 전진하는 연속성과 비어 있지 않고 채워져 있는 순간들로 이루어져 있었다.

참여자들의 재발을 겪으면서도 과거에도 이겨냈으므로 앞으로도 이겨낼 수 있으리라는 자신감을 갖고 있었으며, 더 나아질 미래에 초점을 두고 있었다.

참여자들을 고통스럽게 하는 시간은 텅 비어 있는 시간의 인식이었는데, 이는 자신의 존재자체가 텅 비게 되는 위협이었다. 참여자들은 순간들을 채울 수 있도록 시간을 조직화하기 위해 부단히 노력하고 있었다.

4) 체험된 타자: 관계성

희망을 체험하는 타자의 의미는 사람들과 연결됨, 의지할 수 있는 사람, 이해해주는 사람, 고민을 나눌 수 있는 사람, 관심과 애정을 기울여 주는 사람이 있는 것이었다.

참여자들은 누군가와 연결되는 것으로 세상에 살아남으며, 의지할 수 있고, 이해해 주고, 고통을 나눌 수 있는 누군가를 통해 상처받은 자아를 추슬러 가고, 애정과 관심을 나누는 관계를 통해 가치 있는 자기가 재구성되는 것으로 나타났다.

결론적으로,

본 연구를 통하여, 참여자들의 삶속에 깊숙이 들어갈 수 있었으며, 그들의 삶의 순간마다 깃들여져 있는 희망을 볼 수 있었다. 참여자들의 곤경을 겪어내고 희망을 놓치지 않으려는 고투는 눈물겨운 정경이었고, 그들의 용기와 인내에는 경탄과 존경이 느껴졌다.

정신질환을 앓는다는 것은 상실된 취약한 몸으로 위협적인 세상 속에 던져지는 경험이며, 이는 실존적 곤경이었다. 이러한 곤경 속에서 살아남을 수 있도록 하는 근본적인 힘은 희망이지만, 희망은 발견되고 키워지지 않는다면 빛을 보기 어려운 것이다.

정신질환자들은 함께 희망을 발견하고 키워갈 누군가의 도움이 절실하게 요구하고 있었다. 정신간호사는 환자들의 곤경을 진정으로 ㅇ 해하고, 그들의 삶속에 깃들여 있는 희망의 존재를 인식하여, 함께 찾아내고 키워가는 역할을 적극적으로 담당해야 할 것이다. 그리하여 정신간호사는 환자들의 손을 잡아주는 가장 중요한 타자로서 환자들의 삶의 지평 속에 자리할 뿐만 아니라, 사회에서는 정신전문요원으로서 역할과 위치를 공고하게 다져갈 수 있을 것이다.

본 연구에서 확인된 정신질환자들의 희망의 체험 구조를 바탕으로 환자들의 희망을 발견하고 키워갈 수 있도록 돕기 위하여, 다음과 같이 제언하고자 한다.

1) 정신질환자들의 자아가 와해되는 고통에서 회복에 이르기까지 삶의 여정 곳곳에 희망이 숨어 있음을 알 수 있었다. 이러한 희망을 발견하고 키워 줄 수 있는 가치관과 능력을 함양하는 교육을 간호학과 학생의 교과과정과 정신전문인의 교육에 필수적으로 포함시킬 것을 제안한다.

2) 본 연구에서, 현재 간과되고 있는 정신질환자들의 몸의 체험은 회복과정과 희망의 체험에 근본적인 의미를 가짐을 알 수 있었다. 따라서 다양한 발달단계와 정신질환의 유형에 따라 여러 참여자를 대상으로 몸의 체험에 대한 심층적인 연구가 필요하리라 사료된다.

3) 본 연구 결과를 토대로 다양한 희망촉진 전략과 프로그램의 개발이 이루어지기를 기대하며 몇 가지 구체적인 방안을 제안하면 다음과 같다.

(1) 정신질환자들이 체험하는 몸의 이해를 기초로 한 세심한 간호중재의 개발이 요구된다.

(2) 정신질환자를 회복된 환자와 연계하는 넷트웍의 구축과 이들의 집단 활동을 지지하고 도울 수 있는 정신전문요원들의 관심과 제도적 장치의 마련이 요구된다.

(3) 가족기능을 강화하고 지지하는 교육프로그램을 확충하고 가족들의 모임과 활동을 적극 지원하는 정신전문요원들의 관심과 노력이 필요하다.

(4) 정신질환자들이 의지할 수 있고, 이해와 관심을 체험하게 하는 중요한 타자로서 간호사의 역할을 실천할 수 있는 프로그램과 활동영역의 확대를 위한 적극적인 노력이 요구된다.

(5) 정신질환자들이 안전, 자유, 우정을 경험할 수 있는 공간을 지

역사회에 확충하고, 진정한 안전, 자유, 우정이 충족될 수 있도록
하는 프로그램의 개발과 운영을 촉진해야 한다.

참 고 문 헌

강영안 (2000). 인격적 지식의 회복과 간호학. 고려대학교 간호대학 간호학연구소 2000년 학술대회 초록

고문희. (1998) 정신간호사가 지각하는 정신분열병환자의 희망. 최신의학. 42(4) 41-50

공병혜. (2001). 현상학의 이념과 원리. 계명대학교 간호과학연구소 2001년 동계학술대회 초록

권지용. (1972). 지림자전. 서울: 지림출판사

김달숙. (1992). 희망의 간호학적 이론구성. 서울대학교 대학원 박사학위논문

김달숙, 이소우. (1998). 암환자 간호를 위한 희망측정도구 개발. 대한간호학회지. 28(2), 441-456

김소야자, 김선아, 한명선. (1999). 정신질환자 가족에 대한 새로운 이해와 접근. 서울: 현문사.

김이순. (1996). 뇌졸중환자의 희망. 부산대학교 대학원 박사학위논문

김철권, 변원탄. (1995). 정신분열병을 극복하는 법. 서울: 신한

노춘희 (2002). 직업재활프로그램에 참여하는 만성정신질환자의 회복경험 정신간호학회지, 11(1), 5-18.

마르크스 저, 이길우 역 (1989) 현상학. 서광사.

박영준, 최경봉. (1997). 관용어 사전. 태학사

박정운. (1999). 정신질환자와 간호사의 대인관계 경험. 연세대학교 대학원 박사학위 논문.

박찬호 (1996). 마르틴 하이데거. In 박정호 등 엮음. 한국현대철학의 흐름 (pp.49-83). 서울: 동녘.

블로흐 (1995) 희망의 원리 (박설호 역) 서울: 도서출판 솔.

모스, & 페기 필드(1987). 질적 간호 연구방법. (신경림 역). 이화여자 대학교 출판부.

송미순, 이은옥, 박영숙, 하양숙, 심영숙, 유수정 (2000) 희망의 개념 분석: 항암요법을 받은 환자를 대상으로. 대한간호학회지 30(5). 1279-1291.

오세정 (2000). 위르겐 몰트만의 "희망"에 관한 연구. 연세대학교 연합신학 대학원 석사학위 논문.

이남인 (1996). 에드문트 후설. In 박정호 등 엮음. 한국현대철학의 흐름. (PP. 18-48) 서울: 동녘

이정지 (1995). 의미요법이 정신질환자의 자아존중감, 생의 목적과 의미발견 및 희망에 미치는 효과. 경북대학교 박사학위논문.

조광제 (1996) 모리스 메를로 퐁티 In 박정호 등 엮음. 한국현대철학의 흐름. (pp83-110) 서울: 동녘

정영철, 정애자, 황익근. (1988). 정신분열증 환자의 친척에서 보인 표출 감정. 신경정신의학 27(3), 535-540.

정종진 편 (1993). 한국 속담 용례사전. 태학사

최남희 (1991). 간호학의 방법론적 원리와 철학적 배경. 연세대학교 대학원 박사학위 논문

최미순 (2000). 정신분열병환자의 외로움 과정 연구. 이화대학교 대학
　　원 박사학위 논문

판 스트랄렌 (1966) Gabriel Marcel:사랑과 희망의 철학. (박영도 역) 서울;
　　형설 출판사.

폰 헤르만 (1997). 하이데거의 존재와 시간을 찾아서. (신상희 역). 서울:
　　한길사.

태영숙 (1994). 한국암환자의 희망에 관한 연구. 이화여자대학교 대학
　　원 박사학위 논문

하이데거 (1926). 존재와 시간. 전양범 (역) (1992) 서울: 시간과 공간

한전숙 (1998). 현상학. 서울: 민음사.

홍성하 (2002). 응용현상학의 과제와 전망. 제1차 대한질적연구간호학
　　회 학술대회 초록

홍정아 (2001) 정신질환자 희망의 영향 요인 분석. 가톨릭대학교 대
　　학원 간호학과 석사학위 논문

Abbot, F. K (1992). Daily lives of persons with schizophrenia living
　　in the community. Unpublished Doctorial Dissertation,
　　University of California, San Francisco.

Adams, S. (1998). Hope: The Critical Factor in Recovery *Journal
　　of psychosocial Nursing* 35(4), 29-32

Adler, A. (1981). Preface to The Diary of Vaslav Nijinsky.
　　Archives General Psychiartry 38, July, 834-835

Ahern, L. A & Fisher, D. (2001). Recovery at Your Own Pace *Journal of Psychosocial Nursing.* 39(4), 22-31

Ansbacher, H. L (1981) Discussion of Adler's preface to The Diary of Vaslav Nijinsky. *Archives Gen Psychiatry* 38. July . 836-841

Armstrong, M. A. (1996). Patients' experience of planned admission program: Implications for nursing practice and research *Archives of Psychiatric Nursing. 10(4),* 207-213

Anthcny, W. A. (1993). Recovery from mental illness: The guiding vision of the mental health service system in the 1990s. *Psychosocial Rehabilitation Journal* 16(4), 11-23

Anthony, W. A. & Liberman, R, P. (1986). The Practice of Psychiatric Rehabilitation: Historical, conceptual, and Research Base. *Schizophrenia Bulletin.* 12(4), 542-559.

Bays, C. L (2001) Older adult description of hope after a stroke. *Rehabilitation Journal* 26(1). 21-27

Bailey, P.H. (1997) Finding your way around qualitative methods in Nursing research. *Journal of Advanced Nursing.* 25, 18-22

Beck, A., Kovacs, M. & Weissman, A (1975) Hopelessness and suicidal Behavior *Journal of American medical Association.* 234(11) 1146-1149

Beck, A., Brown, G., Berchick, R., Stewart, B. & Steer, R. (1990). Relationships between hopelessness and ultimate suicide: A replication of psychiatric outpatients. *American Journal of Psychiatry.* 147(2) 190-195.

Benner, P. (1984) From novice to expert: Excellence and power in clinical practice. New York: Addison-Wesley.

Boner, R & Rich, A. (1991) Predicting vulnerability to hopelessness: A longitudinal analysis. *Journal of Nervous & Mental Disease.* 179, 29-32

Bowden, W. D. (1993). First Person Account: The onset of Paranoia. *Schizophrenia Bulletin* 19(1) 97-105

Brown, P. (1986). The Concept of Hope: Implication for Care of Critically Ill. *Critical Care Nurse.* 9(5), 97-105

Byrne, C. Kirkpatrick, H. Pawlick, J. (1994). The importance of hope in fostering hope. *Journal of Psychosocial Nursing.* 32(9) 3-34

Caelli, K (2001) Engaging with phenomenology: Is it more of a challenge than it needs to be? *Qualitative Health Research,* 11(2), 273-281

Caper, B (1978) Fundamental patterns of knowing in nursing. *Advances In Nursing Science.* 1(1) 13-21

Chernomas, W., Clark, D, & Chisholm, F. (2000). Perspectives of Women Living with Schizophrenia. *Psychiatric & Mental Health Services* 51(12), 1517-1521.

Cohen, M. (1987) A historical overview of the phenomenological movement, *Image,* 19, 34-34

Cousins, N. (1989). Head First: Biology of Hope. Penguin Books

Crotty, M. (1996). Phenomenology and nursing research. Australia:

Churchill Livingstone.

Craig, H. & Edward, J. (1983) Adaptation in chronic illness: an eclectic model for nurses. *Journal of Advanced Nursing.* 8, 394-404

Cutcliffe, J. (1995). How do nurse inspire and instil hope in terminally HIV patients?. *Journal of Advanced Nursing,* 22, 888-895

Czuchta, D. M. & Johnson, B. A. (1998). Restructuring a sense of self in the patient with chronic mental illness. *Perspectives in Psychiatric Care.* 34(3), 31-36

Davicson, L. (1992). Developing an empirical-phenomenological approach to schizophrenia research. *Journal of Phenomenological Psychology,* 23, 3-15

Davidson, L. & Strauss, J (1995) Beyond biopsychosocial model: Integrating disorder, health, and recovery. *Psychiatry,* 58, Feb. 44-55

Deegan, P. E. (1988). Recovery: The lived experience of rehabilitation. *Psychosocial Rehabilitation Journal.* 11(4), 11-19

Doane, J., Godstien, G., Miklowitz Fallon I. (1986) The impact of individual and family the affective climate of families of schizophrenics. *British Journal of Psychiatry, 148,* 279-287

Dufault, K. & Martocchio, B. (1985). Hope: Its Spheres & Dimensions *Nursing Clinics of North America.* 20(2), 379-391

Dyktra, T. (1997). First Person Account: How I Cope. *Schizophrenia Bulletin.* 23(4) 697-699

Dzurec. L. C (1990), How do they see themselves? Self-perception and functioning for People with schizophrenia. *Journal of Psychosocial Nursing.* 28(8), 10-14

Eickson, R., Paige, A., Post, R. (1975). Hope as a Psychiatric Variable. *Journal of Clinical Psychology*, 31, 324-330

Erseck, M. (1992). The process of maintaining hope in adult undergoing bone marrow transplantation for leukemia. *Oncology Nursing Forum.* 19(6). 883-339.

Estroff, S. (1989). Self, Identity, and Subjective Experience of Schizophrenia: In Search of the Subject. *Schizophrenia Bulletin.* 15(2), 189-196

Farren, C. J., Herth, K. A., & Popovisch, J. M. (1995). *Hope & Hopelessness* London: SAGE. Publications.

Fjelland, R. & Gjengedal, E. (1994). Theoretical Foundation for Nursing as a Science. in Benner, P. (ed), Interpretive Phenomenology. pp 3-25, London: SAGE Publication

Fox, V. (2001). First Person Account: Schizophrenia, medication, and Outpatient Commitment. *Schizophrenia Bulletin* 27(1), 177-178

Frank, A. (1995). The wounded storyteller. Univ. of Chicago Press.

Frank, J. (1968). The Role of Hope in Psychotherapy. *International Journal of Psychiatry.* 5, 383-395

232 만성 정신질환자의 희망체험에 대한 이해

Frankle, V. (1963). Mans Search for Meaning: An Introduction to Logotherapy. N. Y: Beacon Press.

Fleshner, C. (1995). First Person Account: Schizophrenia: Insight from a Schizophrenia Patient with Depression. *Schizophrenia Bulletin* 21(3), 543-546

Fromm, E. (1970). The Revolution of Hope. 이극찬 (역). 희망의 혁명. 현대사상사. (originally published 1968)

Gallo. K. M. (1994). First Person Account: Self-stigmatization. *Schizophrenia Bulletin.* 20(2), 407-410

George, R. D. & Howell, C. C. (1996). Clients with schizophrenia and their caregivers' perceptions of frequent psychiatric rehospitalizations. *Issues in Mental Health Nursing.* 17, 573-588

Glasser, W. (1998). The choice theory: A new psychology of personal freedom. 김인자, 우애령 (역) 행복의 심리. 한국 심리상담 연구소

Guba, E (1990) The alternative paradigm dialog. In the Paradigm dialog (Guba, E ed) London: Sage Publication

Guba, E & Lincoln, Y. (1981) Effective evaluation. San-Francisco: Jossey & Bass

Greenblat, L. (2000). First Person Account: Understanding Health as a Continuum. *Schizophrenia Bulletin.* 26(1), 243-245

Haase, J., Britt, T., Coward, D., Leidy, N., & Penn, P. (1992) Simultaneous concept analysis of spiritual perspective, hope, acceptance, and self-transcendence *Image,* 24, 141-147

Hagerty, B., Lynch-Sauer, J., Patusky, K. L., Bouwsema, M. & Collier, P. (1992). Sense of Belonging: A vital mental health concept. *Archives of Psychiatric Nursing.* 4(3), 172-177.

Hall, B. (1990). The Struggle of the Diagnosed Terminally Ill Person to Maintain Hope. *Nursing Science Quarterly* 177-184

Hammond, T. V. & Dean, A. (1995). Phenomenological Study of Families and Psychoeducation Support Groups. *Journal of Psychosocial Nursing.* 33(10), 7-10

Hatifield, A. B. & Lefley , H. P (1993). Surviving Mental Illness; Stress, Coping, and Adaptation. N. Y: Guilford Press.

Herth, K. A. (1995). Engendering Hope in the chronically and terminally ill: Nursing Intervention. *American Journal of Hospice & Palliative Care.* Sept/Oct, 31-39

Herth, K. A. (1990). Fostering Hope in terminally-ill people *Journal of Advanced Nursing.* 15, 1250-1259

Hicky, S. (1996). Enabling hope. *Cancer Nursing.* 9(3), 133-137

Hinds, P. S. (1984). Inducing Definition of Hope through the use of Grounded Theory Methodology. *Journal of Advanced Nursing.* 9, 357-362

Hinds, P. & Martin, J. (1989). Hopefulness and the self-sustaining process in adolescents with cancer. *Nursing Research* 37(6).336-340

Holdcraft, C. & Williamson, C. (1991). Assessment of Hope in

Psychiatric and Chemically Dependent Patients. *Applied Nursing Research.* 4(3), 129-134

Jackson, S. & Stevenson, C. (2000). What do people need Psychiatric mental health nurses for? *Journal of Advanced Nursing,* 31(2), 378-388

Jacobson, N. and Curtis, L. (1999). Recovery as Policy in Mental Health Services: Strategies Emerging from the States. *Psychiatric Rehabilitation Journal.* 23(4), 333-341

Johnson, M. (1998). Being mentally ill: A phenomenological inquiry *Archives of Psychiatric Nursing.* 12(4), 195-201

Kanter, J., Lamb, H., & Loeper, C. (1987). Expressed emotion in families: a critical view. *Hospital and Community Psychiatry.* 38, 374-380

Karp, D. (1994). Living with depression: Illness and identity turning point *Qualitative health Research,* 4, 6-30

Karp, D. & Tanarugsachock, V. (2000). Mental Illness, Caregiving and Emotion Management. *Qualitative health Research,* 10(1), 6-25

Kirkpatrick, H., Byrne, C., Pawlick, J., Landeen, J., Woodeside, H.,& Bernardo, A. (1995). Hope & Schizophrenia. *Journal of Psychosocial Nursing.* 33(6), 15-19

Kirkpatrick, H., Byrne, C., Landeen, J. & Woodeside, H. (2001). How people with schizophrenia build their hope. *Journal of Psychosocial Nursing.* 39(1), 46-52

Koopermeiners, L., Post-White, J., Gutnecht, S., Ceronsky, C., Nikelson, K., Drew, D., Mackey, K. & Kreitzer, M (1997) How healthcare professionals, contribute to hope in patients with cancer. *Oncology Nursing Forum* 24(9) 1507-1513

Korner, I. N. (1970). Hope as a method of coping. *Journal of Consulting & Clinical Psychology.* 34(2), 134-139

Kylma, J. and Vehvlainen-Julikunen, K. (1997). Hope in nursing research: a meta-analysis of the ontological and epistemological foundation of research on hope. *Journal of Advanced Nursing*, 25, 364-371

Kylma, J., Vehvilainen-Julkunen, K. & Lahdevirta ,J (2001), Hope, Despair and Hopeless in Living with HIV/AIDS: a grounded theory study *Journal of Advanced Nursing,* 33(6) 764-775

Lally, S. (1989). "Does Being in Here Mean There Is Something Wrong with Me?" *Schizophrenia Bulletin.* 15(2), 253-265

Landeen, J., Pawlick, J., Woodside, H., Kirkpatrick, H. & Byrne C. (2000) Hope, Quality of Life, and Symptom Severity in Individuals with Schizophrenia. *Psychiatric Rehabilitation Journal.* 23(4), 364-369

Lazarus, R. (1996) Psychological Stress and Coping Process New York, McGraw-Hill. Stevenson (1991)에서 재인용.

Leete, E. (1987) The treatment of schizophrenia: A patient perspective. Hospital and Community Psychiatry. 38. 486-491

Leete, E (1989) How I perceive & manage my illness. *Schizophrenia Bulletin.* 15, 197-200

Leonard, V. (1996). A Heideggerian Phenomenological Perspective on the Concept of Person. in Benner, P. (ed) Interpretive Phenomenology SAGE Publication

Leff, J. & Vaughn, C. (1987). Expressed emotion. *Hospital and Community Psychiatry.* 38, 1117-1118

Leininger, M (1985). Qualitative Research Method in Nursing. Toronto: Grune & Stratton. 1-25

Limandri B. J., Boyle B. W. (1978). Instilling Hope. *American Journal of Nursing. 78.* Jan, 79-80

Littrell, K., Herth, K & Hinte, L. (1996). The experience of hope in adults with Schizophrenia *Psychiatric Rehabilitation Journal.* 19(4), 61-65

Lorenz, B. (1991). Becoming Ordinary: Leaving the psychiatric hospital. In Morse, J & Field, P (ed) Qualitative Research method for Health Professionals.에서 재인용.

Love oy, M. (1984). Personal Odyssey *Hospital and Community Psychiatry.* 35(8), 809-811

Lovejoy, M. (1982). Expectations and the Recovery Process *Schizophrenia Bulletin* 18(4), 605-609

Locs n, R. C., & Mantua, A. G. (2002). The lived experience of waiting-to-know: Ebola at Mbarara, Uganda-hoping for life, anticipating death *Journal of Advanced Nursing,* 37(2),

173-181

Marcel, G, (1978). Craufurd, E. (trans) Homo Viator; Introduction to a Metaphysic of Hope. USA: Peter Smith. (Original work published 1951)

Majar, I. & Walton, J. (1999). (ed) 신경림, 양진향, 양승애, 차은영 (공역) 질병체험연구. 현문사.

Manderin, M. & Bzek, V. (1986) Motilizing depressed clients Journal of Psychosocial Nursing. 24(5). 23-28

Maxwell, J (1996) Qualitative Research Design: An interactive approach. california: Sage Publication

McCann, T. V. (2002). Uncovering Hope with Clients Who Have Psychotic Illness. Journal of Holistic Nursing. 20(1), March, 81-99

McEwen, M. W. (2002) Philosophy, Science and Nursing. In Willis, E (ed) Theoretical basics for Nursing. Lippincott Williams & Wilkins

McGee, R. (1984). Hope: a factor influencing crisis resolution Advances in Nursing Science 6(4), 34-44

McGrath, M. (1984). First Person Account: Where did I go? Schizophrenia Bulletin. 10, 638-640

Meninnger, K (1959) The Academic Lecture: Hope. American Journal of Psychiatry. Dec, 481-491

Meltzer, H. Y (2002) Suicidality in schizophrenia: a view of the evidence for risk factors and treatment options. Current

Psychiatric Rep. 4(4), 279-83

Miller, J. F. (1992). *Coping with Chronic Illness: Overcoming Powerlessness* (2nd ed). Philadelphia: F. A. Davis Co.

Miller, J. F. (1985) Hope doesn't necessarily spring eternal-Some times it has to be carefully mined and channeled. *American Journal of Nursing, 85*(1), 23-25.

Miller, J. F. (1989) Hope inspiring strategies of the critically ill. *Applied Nursing Research,* 2(1), 23-29

Miller, J. & Power, M (1988) Development of an Instrument to measure Hope. *Nursing Research, 37*(1), 6-10.

Minkoff, K., Bergman, E., Beck, A. & Beck, R. (1973) Hopeless, depression, and attempted suicide. *American Journal of Psychiatry,* 130(4), 455-459.

Moltmann, J. (1997) 희망의 신학 (박봉랑, 전경연 공역) 서울: 기독교 출판사. (original work published 1969)

Moore, S. (1997). Phenomenological Study of Meaning in Life in Suicidal Older Adults. *Archives of Psychiatric Nursing* 11(1), 29-36

Morse, J. & Doberneck, B. (1995) Delineating the concept of hope. *Journal of Nursing Scholarship.* 27(4), 277-285

Morris, M (1996) Patients' Perceptions of Psychiatric Home Care *Archives of Psychiatric Nursing* 10(3) 176-183

Mortensen, P & Juel, K (1993). Mortality and causes of death in first admitted schizophrenic patient. *British Journal of Psychiatry*.163 Aug. 183-189

Muller, A. & Poggenpoel, M. (1996). Patients' Internal World Experience of Interacting with Psychiatric Nurses. *Archives of Psychiatric Nursing.* 10(3), 143-150.

Munhall, P. & Oiler, C. J. (1986). Nursing Research: A Qualitative Perspective. Norwalk, Connecticut: Appleton-Centry-Croft.

Nowotney, M. (1989) Assesment of hope in the patient with cancer: development of an instrument *Oncology Nursing Forum* 16(1). 57-61

Obayuwana, A. (1982). The Anatomy of Hope *Journal of The National Medical Association.* 74(3), 229-234.

O'Brien, L. (2001). The relationship between community psychiatric nurses and clients with severe and persistent mental health illness: the client experience. *Aust N Z Journal of Mental Health Nursing.* 10(3). 176-186.

Olson, T. (2002). Poems, Patients, and Psychosocial Nursing. *Journal of Psychosocial Nursing,* 40(2), 46-52.

Omery, A. (1983). Phenomenology: A method for nursing research *Advanced Nursing Science.* 5(1), 49-63

Orbanic, S. D. (1999). The Heideggerian View of Person: A Perspective Conductive to the Therapeutic Encounter. *Archives of Psychiatric Nursing* 13(3), 137-144.

Owen, R, (1989), Nurses' perspectives on the meaning of hope in patients with cancer: A qualitative study. *Oncology Nursing Forum* 16(1) 75-79

Parse, R. R. (1990). Parse's research methodology with an illustration of the lived experience of hope. *Nursing Science Quarterly.*, 3(1), 9-17

Parse, R. R. (1996). Parse's Human Becoming Theory.: Challenges in practice and research. *Nursing Science Quarterly,* 9, 55-66

Pattor, M. Q. (1990) Qualitative Evaluation and Methods. London: Sage Publication.

Penrord, J & Morse, J (1997) Strategies for assessing and fostering hope: The hope assesment guide. *Oncology Nursing Forum,* 24(6), 1055-1063

Peterson, R. (1982). What Are the Needs of Chronic Mental Patients? *Schizophrenia Bulletin* 8(4): 610-619

Pierranuzit, V. R (1997) Lived experience power and powerless in psychiatric nursing: A Heideggerian hermeneutical analysis Archives of Psychiatric Nursing 11(3), 155-162

Porter, E. J. (1998). On "Being Inspired" by Husserl's Phenomenology: Reflections on Omery's Exposition of Phenomenology as a method of Nursing Research *Advances in Nursing Science.* 21(1), 16-28

Rawlins, R. P., Williams, S. R. & Beck, C. K. (1995). Mental Health-Psychiatric Nursing (3rd ed). N.Y.: Mosby.

Rawnsley, M. H. (1992). Chronic mental illness: The timeless trajectory. In Woog, P. (ed) The chronic illness trajectory framework. N.Y.: Springer Publishing. Co.

Russinova, Z(1999) Providers hope inspiring competence as a factor optimizing psychiatric rehabilitation outcomes *Journal of Rehabilitation* 65(4) 50-57

Sandelowski, M. (1986). The Problem of Rigor in Qualitative Research *Advanced Nursing Science* 8(3), 27-37

Siris, S. G (2001). Suicide and schizophrenia. *Journal of Psychopharmacology,* 15(2), 127-135.

Stainsby, J. (1992). First Person Account: Schizophrenia: Some Issues *Schizophrenia Bulletin* 18(3), 543-546

Starck, P. (1993). Enhancing hope in the chronically ill. *Humane Medicine,* 9, 103-104

Stanley, A(1978) The lived experience of hope: the isolation of descriptive elements common to experiences of hope in young adult. DissertationAbstract International, 39, 1212B (No. 7819899)

Steen, M. (1996). Essential Structure and Meaning of Recovery from Clinical Depression for Middle-Adult Women: Phenomenological Study *Issues in Mental Health Nursing* 15, 359-371

Stephenson, C. (1991). The concept of hope revisited for nursing. *Journal of Advanced Nursing.16*(12), 1456-1461

Strauss, J. S. (1987). Discussion: What does rehabilitation accomplish? *Schizophrenia Bulletin 12* 720-723

Strauss, J. S. (1989). Subjective Experiences of Schizophrenia:

Toward a New Dynamic Psychiatry- Ⅱ. *Schizophrenia Bulletin 15(2)* 179-187.

Stoner, M & Keampfer, S. (1985) Recalled life expectancy information, phase of illness and hope in cancer patients. *Research in Nursing and Healty.* 8, 269-274

Stotland, E (1969). The psychology of hope. San-francisco: Jossy-Bass Stephenson (1991)에서 재인용.

Thorne, S (1991) Methodological orthody in qualitative research: Analysis of the Issues. *Qualitative health Research*, 1(2), 178-199

Took, S. & Brown, J. (1992). Perception of Seclusion comparing Patient and Staff Reaction. *Journal of Psychosocial Nursing* 32(8), 23-26

Torgalsboen, A. & Rund, R. (1998): "Full Recovery" from Schizophrenia in the Long Term: a Ten-Year Follow up. *Psychiatry.* 61, Spring, 20-34

Travelbee, J. (1971) Interpersonal Aspect of Nursing Philadelphia: F. A Davis Co.

Turner-Crowson, J. and Wallcraft, J. (2002). The Recovery Vision for Mental Health Services and Research: A British Perspective *Psychiatric Rehabilitation Journal.* 25(3), 245-254

Vaillot, M. (1970). Hope: The Restoration of Being. *American Journal of Nursing.* 70(2), 268-273

Van Manen (2000). 체험연구(신경림 역) 서울; 현문사 [Researching lived Experience] New York: Sunny Press. (original work published 1997)

Van Manen, M (1998) Modalities of Body Experience in Illness and Health. *Qualitative Health Research* 8(1) 7-24

Vellenga, B. A. & Christenson, J. (1994). "Persistent and Severely Mentally Ill Client". Perceptions of Their Mentall Illness. *Issues in Mental Health Nursing* 15, 359-371.

Wahl, O. F. (1999). Mental health consumers' experience of stigma. *Schizophrenia Bulletin,* 25(3), 469-478

Watson, J. (1979). Nursing: The Philosophy and Science of Caring. Boston: Little Brown. Co.

Watson, J. (1985). Nursing: Human Science and Human Care. A theory of nursing Norwalk: Appleton-Centry-Croft

Watts, D. & Morgan, A. (1994). Malignant Alienation, *British Journal of Psychiatry 164,* 11-15.

Webster's New Collegiate Dictionary (1985) Merriam-Webster, Springfield, Massachusetts.

Wetzel, R., Margulies, T., Davis, R., & Karam, E. (1980) Hopelessness, depression and suicide intent. *Journal of Clinical Psychiatry* 41, 159-160.

WHO (2001) The World Health Report 2001. Mental Health. New Understanding, New Hope. WHO Geneva.

Wilkinson, L. & Pierce, L. (1997) The lived experience of

aloneness for older women currently being treated for depression. *Issues in Mental Health Nursing 18, 99-111*

Willis. M. (1982) The Impact of Schizophrenia on Families; One Mother's Point of View *Schizophrenia Bulletin,* 8 (4), 817-819

Yalom, I. D. (1995) The theory and practice of group psychotherapy. (4th ed). N. Y.: Basic Books.

Yates P. (1993). Towards a reconceptualization of hope for patients with a diagnosis of cancer. *Journal of Advanced Nursing* 18, 701-706

Zorn C. (1997) Factors Contributing to Hope Among Noninstitutionalized Elderly. *Applied Nursing Research,* 10(2), 94-100.

부   록

체험 분석에 활용된
문학예술 작품과 자료 목록

1. 영화

제임스 맨골드 (2000). 처음 만나는 자유(Girl, Interrupted)

샤인(Shine): 1996 년, Scott Hicks작

내 책상 위의 천사 (An angel at my table):1994년, 제인 캠피온 작

슬링 블레이드 (Sling blade) 빌 밥 손튼, 1996

베티블루 (37'2 le matin, Betty Blue) 장 자크 베넥스, 1986

뻐꾸기 둥지위로 날아간 새, 밀로스포먼 1975

까미유 끌로델, 브루노 뉘탱, 1991

2. 문학작품과 전기 및 환자들의 작품

실비아 네이사, 2002, <뷰티풀 마인드> 서울: 승산

무라카미 하루키, 1989, <상실의 시대>, 서울: 문학사상사

피울로 코엘료, 2001, <베로니카 죽기로 결심하다>, 서울: 문학동네

샬롯 퍼킨스 길먼, 1994, 누런 벽지<19호실로 가다> 서울: 민음사

도리스 레싱, 19호실로 가다, 서울: 민음사

로제 그르니에, 1994, 카리아티드,<새들은 페루에 가서 죽다>, 서울:
현대문학

마이클 커닝햄, 1999, <세월>, 서울: 생각의 나무

요시카와 나츠코 (2002) 마음의 병을 앓는다는 것은 어떤 것?: 정신
병 체험자의 수기. [心を病むってどういうこと?] 도쿄: ぶどう社

이진순 (2000) 종수 이야기. 서울: 지와 사랑.

용인정신병원 (1991)～(1997). 등불.

프레드릭 플레취 (1990) 천국에는 새가없다. 1～2권. 서울: 홍익출판사.

KBS 이것이 인생이다. "나의 남편 이종수"

3. 그림

오광수(2000) 이중섭. 서울: 시공사

빈센트 반 고호 지음, 신성림 역(2002) 반 고흐, 영혼의 편지. 서
울: 예담

빈센트 반 고호 지음, 박은영 역(2001) 반 고흐, 우정의 대화. 서
울: 예담

주리애 지음(2002) 미술치료는 마술치료. 서울: 학지사

Thomashoff, H. (ed) (2002) Human Art Project. Exhibition of the
XⅡ. World Congress of Psychiatry. Yokhama. Schattauer. New York.

KBS N 세대 특강. 한국인의 정신분석: 이중섭의 작품세계

http://goghlove.hihome.com

http://my.dreamwiz.com

http://www.shiheesung.cm.ne.kr

http://www.ntour.co.kr/gallery

http://www.seogwipo.jeju.kr

http://www.youth.co.kr/rs

◉ 저자 ◉

● 고문희(高文姬)　　약력
　　　　　　　　　　서울대학교 간호학과 졸업
　　　　　　　　　　서울대학교 대학원 간호학 석사
　　　　　　　　　　서울대학교 대학원 간호학 박사
　　　　　　　　　　정신보건전문간호과정 수료 (정신보건전문간호사)
　　　　　　　　　　대한간호협회 사무총장
　　　　　　　　　　한국정신보건전문간호사회 총무이사
　　　　　　　　　　초당대학교 간호학과 교수

　　　　　　　　　　주요 논저
　　　　　　　　　　정신간호사가 지각하는 정신분열환자의 희망
　　　　　　　　　　만성 정신분열병환자의 삶
　　　　　　　　　　간호지도자론 (공저)
　　　　　　　　　　질적 연구 설계 (공역)
　　　　　　　　　　외 다수.

만성 정신질환자의 희망체험에 대한 이해

· 초판 인쇄 | 2004년 10월 14일
· 초판 발행 | 2004년 10월 15일

· 지 은 이 | 고문희
· 펴 낸 이 | 채종준
· 펴 낸 곳 | 한국학술정보㈜
　　　　　　경기도 파주시 교하읍 문발리
　　　　　　파주출판문화정보산업단지 526-2
　　　　　　전화　031) 908-3181(대표)·팩스　031) 908-3189
　　　　　　홈페이지　http://www.kstudy.com
　　　　　　e-mail(e-Book사업부)　ebook@kstudy.com
· 등　　록 | 제일산-115호(2000. 6. 19)
· 가　　격 | 14,000원

ISBN　　　　89-534-2108-X 93510 (paper book)
　　　　　　89-534-2109-8 98510 (e-book)